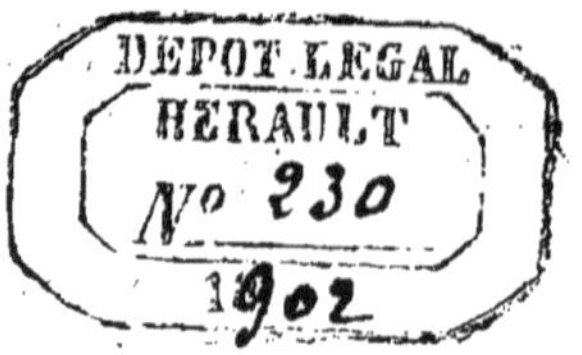

Dr Étienne DAPHNIS

ÉTUDE

SUR

La Vulvo-Vaginite chez la jeune fille

MONTPELLIER
IMPRIMERIE CENTRALE DU MIDI
(Hamelin Frères)
—
1902

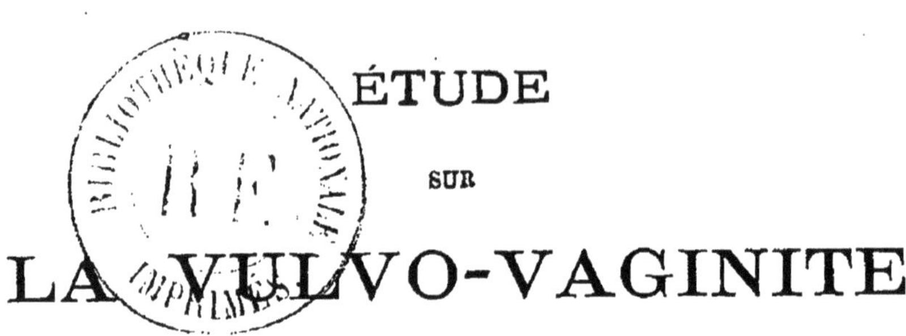

ÉTUDE

SUR

LA VULVO-VAGINITE

CHEZ LA JEUNE FILLE

ÉTUDE

SUR

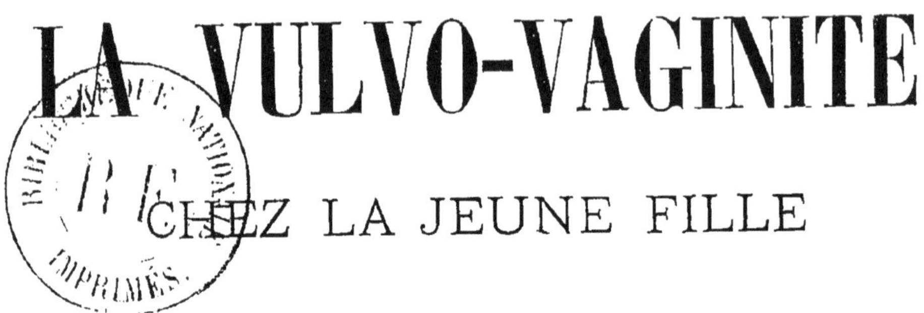

LA VULVO-VAGINITE

CHEZ LA JEUNE FILLE

PAR

Le Docteur Et. DAPHNIS

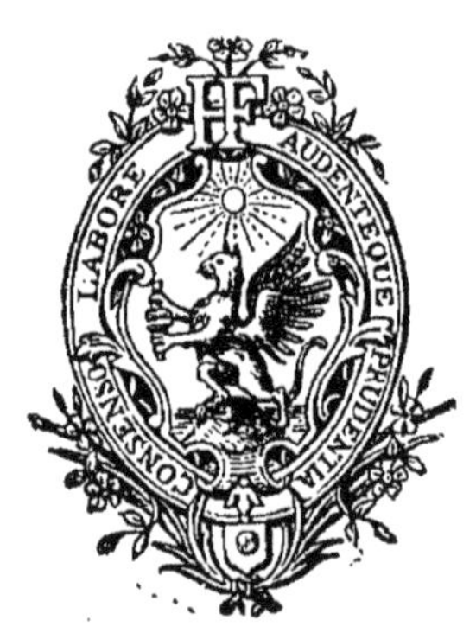

MONTPELLIER
IMPRIMERIE CENTRALE DU MIDI
(HAMELIN FRÈRES)

1902

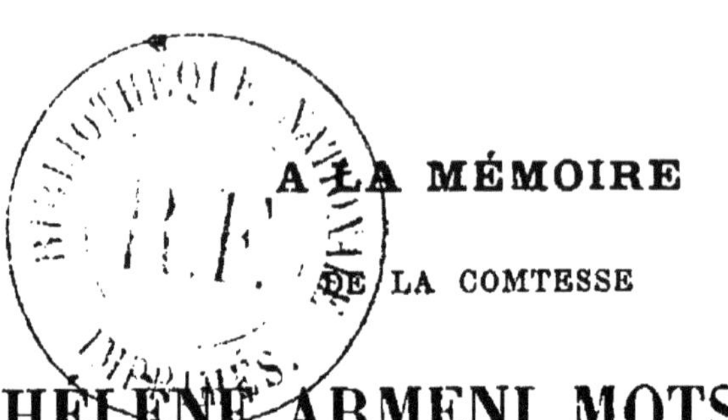

A LA MÉMOIRE

DE LA COMTESSE

HÉLÈNE ARMENI MOTSENIGO

Αἰωνίας εὐγνωμοσύνης τόδε τεκμήριον

E. DAPHNIS.

A LA MÉMOIRE

DE MA MÈRE

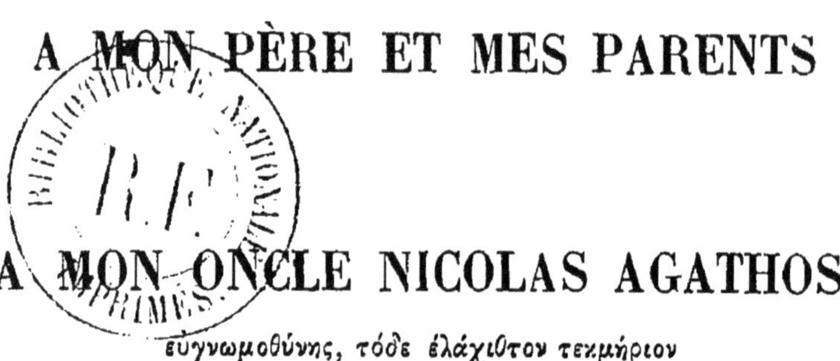

A MON PÈRE ET MES PARENTS

A MON ONCLE NICOLAS AGATHOS

εὐγνωμοσύνης, τόδε ἐλάχιστον τεκμήριον

A MESSIEURS GEORGES LAMBRO, GEORGES PALATIANO

εὐγνωμοσύνης τόδε ἐλάχιστον τεκμήριον

A MESSIEURS LAURENT MABILI, JEAN SCARPA,
SPIRIDION LASCARI

εὐγνωμοσύνης τόδε ἐλάχιστον τεκμήριον

A MES AMIS

E. DAPHNIS.

A MON PRÉSIDENT DE THÈSE

MONSIEUR LE DOCTEUR BAUMEL

PROFESSEUR DE CLINIQUE DES MALADIES DES ENFANTS

OFFICIER DE L'INSTRUCTION PUBLIQUE

E. DAPHNIS.

AVANT-PROPOS

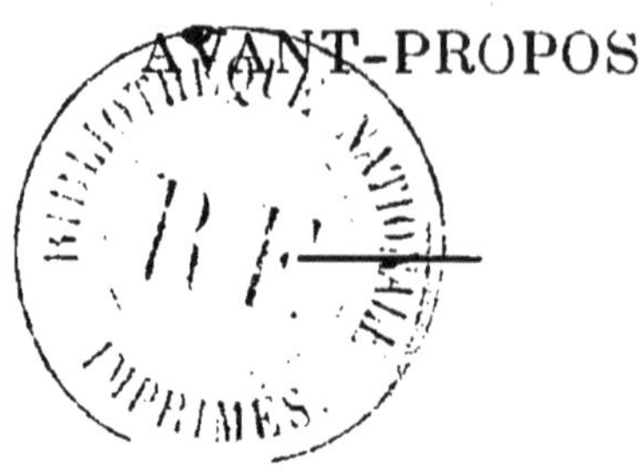

Avant de terminer nos études médicales, il nous reste à exprimer ici à tous nos Maîtres, de la Faculté et des Hôpitaux de Montpellier, les sentiments de reconnaissance dont nous sommes animé.

C'est avec une douce satisfaction que nous remercions ici M. le professeur Baumel du grand honneur qu'il nous fait en acceptant la présidence de notre thèse. Il a bien voulu s'intéresser à nous, nous indiquer ce sujet d'étude, et nous donner de précieuses indications pour sa bonne fin. Qu'il veuille bien agréer l'hommage de notre respectueuse reconnaissance.

Que M. le professeur Sarda et MM. les professeurs agrégés Brousse et Puech veuillent également agréer l'hommage de notre reconnaissance pour l'honneur qu'ils nous font en siégeant dans le jury de notre thèse.

ÉTUDE

SUR

LA VULVO-VAGINITE

CHEZ LA JEUNE FILLE

CHAPITRE PREMIER

HISTORIQUE

Au commencement du dix-huitième siècle, quelques auteurs avaient signalé l'existence des flueurs blanches chez les enfants. Ce phénomène était considéré comme une curiosité, une sorte de précocité, et comparé aux hémorragies précoces des petites filles. En 1732, Jaham Storch est le premier à signaler la coexistence des pertes blanches chez la mère et la fille. Ramel, en 1785, a publié une observation de flueurs blanches héréditaires chez deux sœurs de six et huit ans, chez lesquelles cette affection a été constatée à l'âge de six ou sept mois ; la mère de ces enfants avait depuis longtemps un écoulement génital grave.

A la fin de ce même siècle, les idées sur la nature de ces écoulements ont été influencées par la théorie de Hunter, sur l'identité de la blennorragie et de la syphilis. D'après Bertin (*Traité des maladies vénériennes chez les enfants nouveau-nés*, Paris, 1810), les nouveau-nés peuvent présenter un écoulement verdâtre, avec irritation plus ou moins vive. Et il suffit à Bertin de constater cet écoulement pour diagnostiquer une syphilis congénitale. Plus tard, Schœfeld, en 1839, et Putegnat, en 1854, étaient encore du même avis.

Au commencement du dix-neuvième siècle, et sous l'influence de Broussais, ces écoulements sont expliqués d'une façon diamétralement opposée.

Dans une remarquable monographie « sur les inflammations non virulentes de la muqueuse des organes génitaux chez les enfants », Rayer, en 1821, à côté des cause indirectes (malpropreté, corps étrangers, etc.), incrimine en tant que causes principales des écoulements génitaux des enfants, la dentition, les troubles digestifs, la constitution lymphatique, et assigne des limites très étroites à la syphilis. Toulmouche, en 1856 (*Annales d'hygiène*), incrimine, lui aussi, la constitution lymphatique, la mauvaise nourriture et l'habitude de la masturbation.

On voit que, jusqu'ici, il n'est pas encore question de contagion, et Ricord, qui, en 1837, a nettement différencié la syphilis de la blennorragie, niait le caractère virulent et contagieux des écoulements génitaux chez les petites filles ; ce catarrhe, cette leucorrhée, n'était causée que par la malpropreté, la masturbation, les corps étrangers et la constitution lymphatique.

A. Guérin était absolument du même avis, ainsi que la plupart des auteurs du temps de Ricord.

F. J. Behrend, se basant sur l'anatomie pathologique, a le premier employé le terme de vulvo-vaginite et a désigné la forme catarrhale ou érythémateuse, les formes phlegmoneuse, gangréneuse, diphtéritique, syphilitique, et enfin la forme éruptive ou exanthématique, qui comprenait les formes scarlatineuse, morbilleuse, varioleuse, eczémateuse, prurigineuse et herpétique. On voit par ces divisions que F.-J. Behrend avait fort bien entrevu presque toute l'étiologie des vulvo vaginites.

Entre temps, Adolphe Richard, en 1857 (*Gazette des hôpitaux*), et Paul Guersant, en 1865 (*Bulletin de thérapeutique*), ne voyaient dans ces écoulements qu'une manifestation de la scrofule, et ne reconnaissaient que l'existence de la vulvite seule, et non de la vaginite. Courty (V. article LEUCORRHÉE du *Dictionnaire Dechambre*), et Bouchut, dans son *Traité pratique des maladies des nouveau-nés*, ont été plus tard du même avis.

Cependant la clinique avait pu différencier pendant ce temps les écoulements simples par irritations diverses, et la véritable blennorragie, affection à phénomènes inflammatoires particulièrement violents, virulente et contagieuse. Des auteurs anglais, comme Tanner, Cooper, Forster, Holmes (1860-1870), avaient appliqué les dernières idées régnantes sur la blennorragie de l'adulte, à l'histoire de la vulvo-vaginite des enfants. D'un autre côté, en France, les examens microscopiques tendaient à établir la nature parasitaire de la blennorragie. C'est en 1862, en effet, que Jousseaume (Th. de Paris, 1862) décrivait son parasite « genitalia », que plus tard Legrain (*Archives de physiologie*, 15 août 1887) prétendait n'être autre chose que le gonocoque de Neisser, que Jousseaume n'avait pas pu interpréter. Et, après Jousseaume, Salisbury, en 1873 (*Gaz. méd. de Lyon*, 1873), et Hallier, d'Iéna, en 1872 (*Zeitschrift für Parasiten Kunde*, t. I, p. 179), décrivaient également de coccus, en partie libres, en partie contenus dans l'intérieur des globules du pus, qui, selon toute vraisemblance, n'était autre chose que le gonocoque de Neisser.

Toutefois, l'étiologie de la blennorragie, chez la femme, était encore si étroitement liée à l'idée des rapports sexuels, que, dans la blennorragie des petites filles, on incriminait presque toujours l'attentat criminel. C'est ainsi, en effet, que Astley Cooper signalait qu'un grand nombre de gens ont été accusés et perdus par erreur.

Pourtant, dès le commencement du dix-neuvième siècle, Ward avait entrevu la contamination indirecte. C'est grâce à lui, en effet, qu'un jeune garçon de quatorze ans, accusé d'avoir violé et contaminé une petite fille de quatre ans atteinte d'une vulvite intense, a été acquitté, par ce fait que Ward, après avoir conclu une première fois au viol, observa un certain nombre de cas d'écoulement génital chez des petites filles, et dans des conditions telles, qu'aucun soupçon de viol ne pouvait exister.

Depuis Ward jusqu'à Pot des Halles, qui, se basant sur de nombreuses observations, a nettement établi la fréquence de la contamination accidentelle (1883), plusieurs auteurs avaient signalé cette contamination indirecte sans attirer l'attention des médecins légistes. C'est ainsi que Cazenave, en 1846 (*Revue mensuelle des maladies des enfants*), relate le cas d'une femme atteinte de blennorragie, qui contamina dans un bain ses deux petites filles, âgées de quatre et huit ans. Forster, en 1860 (*The surgical diseases of children*), publie une observation de trois petites filles dont le père et la mère étaient atteints de blennorragie, et qui furent contaminées en se lavant avec une éponge qui servait également à leur mère. Atkinson, en 1879, relate une endémie de vulvo-vaginite chez les élèves d'un pensionnat qui avaient l'habitude de se rendre visite la nuit dans leurs lits. Après Pot des Halles, un grand nombre d'auteurs ont signalé la fréquence très grande de la contamination indirecte.

La découverte de Neisser (1879) a eu des conséquences

importantes en pathologie infantile. Le gonocoque a été constaté rapidement dans l'ophtalmie purulente des nouveau-nés (Krause, *Centralbl. f. prakt. Angenheilk.*), dans l'écoulement purulent des petits garçons, par Cseri (*Perter med.-chir. Presse*, 1885), dans certains cas de rhinite, par Cozzolino (La *Med. mod.*, 1893), d'otite, par Flesch (*Berl. klin. Woch*, 1891, n° 18), et de stomatite, par Rosinski (*Deutsche med. Woch.*, 1891). Haab, en 1881 (*Der Microc. der Blenn. Neonator.* Wiesbaden, 1881), identifiait le gonocoque avec les microcoques de la blennorragie des nouveau-nés.

Seulement, quand on a voulu créer la vulvo-vaginite gonococcique, on a été frappé de la fréquence du gonocoque dans les écoulements chez les petites filles ; et comme l'idée de la gonococcie génito-urinaire était presque inséparable de celle des rapports sexuels, la valeur de la présence des gonocoques dans les écoulements chez les petites filles fut admise, non sans résistance, plus tardivement en pédiatrie qu'en gynécologie.

C'est ainsi que Ecklund (*Ann. de dermat. et syphil.*, t. III, n°s 9 et 10) prétendait, en 1882, que le gonocoque n'était qu'un vulgaire saprophyte du vagin, et de Amicis (*France médicale*, 2 août 1884) admettait et trouvait le gonocoque dans les vulvo-vaginites infantiles, en dehors de tout attentat à la pudeur, mais il avait le tort de croire que sa présence était due à la transformation des diplocoques normaux du vagin. Plus tard, Eraud et Hugounenq (*Bull. de la Soc. franç. de dermatologie*, avril 1891, et *Lyon médical*, juillet 1891) combattaient encore la spécificité du gonocoque. Fort heureusement ces idées ont été combattues par la plupart des auteurs contemporains, et notamment par Vibert et Bordas, qui ont nettement différencié le gonocoque des diplocoques de la vulvo-vaginite simple, à l'aide des cultures pures sur pomme de terre, et aussi par Wertheim (*Deutsch. med. Woch.*,

1891, n° 50), et par Anfuso (*La Riforma medica*, 1891, p. 328).

Actuellement la question est jugée. Il existe une vulvo-vaginite blennorragique due au gonocoque de Neisser; elle est fréquente, virulente et contagieuse. A côté d'elle, il existe une vulvo-vaginite simple ; elle est due à l'exaltation de la virulence des microbes saprophytes de la vulve. Il existe aussi une vulvo-vaginite traumatique, gonococcique ou non, et elle est du domaine de la médecine légale.

Il serait intéressant de voir maintenant quelle attitude ont pris les médecins légistes envers ces phases successives par lesquelles a passé l'étude de la vulvo-vaginite infantile. Nous avons cité précédemment le cas de Ward, et l'opinion d'Astley Cooper. Tandis que le plus grand nombre des médecins légistes voyaient un attentat à la pudeur là où il y avait un écoulement blennorragique, surtout dans le cas où cet écoulement était accompagné de traumatisme, Toulmouche, au milieu du siècle dernier, eut beaucoup de peine à faire croire à la transmission indirecte de la blennorragie. La découverte de Neisser fit croire, au premier abord, que les erreurs d'interprétation signalées par Ward, Cooper et Toulmouche, allaient disparaître définitivement. Là où l'on constatait le gonocoque, l'étiologie devait être vénérienne. Fort regrettable, en effet, que la conclusion de Levi (*Giornal ital. d. malat. vener.*, 1890, t. XXV), affirmant la culpabilité d'un accusé, pour avoir trouvé dans l'urètre de celui-ci des gonocoques, qu'il avait déjà trouvé dans l'urètre de la petite fille supposée violée ! Très heureusement, dès 1884, Wellander et Auber (*Gaz. méd. de Paris*, 1884, p. 267, et *Lyon méd.*, 1884, p. 263) indiquaient quelle réserve doit introduire dans les conclusions médico-légales la possibilité chez la petite fille de la contagion blennorragique accidentelle. Et, malgré l'affirmation de Kratter (*Berl. klin. Woch.*, 1890,

p. 960), pour qui la recherche des gonocoques doit toujours être faite et que la contagion la plus fréquente est vénérienne, Vibert et Bordas, après examen de six fillettes qui prétendaient avoir subi des attouchements, sont arrivés à cette conclusion, que l'examen microscopique le plus complet ne permet pas, en médecine légale, de conclure sur la nature d'une vulvite. La démonstration de la fréquence de la contagion indirecte était d'ailleurs faite, et Cahen Brach (*Deutsch. med. Woch.*, 1895, p. 724), sur vingt cas de vulvo-vaginite à gonocoques, notait que trois seulement étaient dus à des attouchements directs, et que, dans les autres dix-sept, il y avait une étiologie indirecte très nette.

CHAPITRE II

ÉTIOLOGIE. — PATHOGÉNIE

Sur 33,873 enfants malades de l'hôpital de Budapest, la vulvo-vaginite a existé dans 0,7 pour 100 des cas. Pott des Halles l'a rencontré dans 1,2 pour 100 ; Cahen Brach l'a constaté quinze fois sur 4,501 enfants malades, ce qui fait 0,3 pour 100; Seiffert, sur 3,414 enfants de la polyclinique, l'a constaté vingt-deux fois, ce qui fait 0,7 pour 100. On peut donc conclure et accepter comme chiffre moyen de la vulvo-vaginite dans les hôpitaux d'enfants, la moyenne des cas précédents, c'est-à-dire 0,72 pour 100.

Au point de vue de l'*âge*, la vulvo-vaginite infantile s'observe surtout de deux à six ans. Ainsi, sur 311 cas puisés dans les statistiques données par Comby (*Bul. de la Soc. méd. des Hôp. de Paris*, 17 juillet 1891), par Pott, par Cassel (*Berl. klin. Woch.*, 1893, n° 29), par Fischer (*Deutsch. med. Woch.*, 1895, n° 51), 178 cas concernent des fillettes de moins de cinq ans, et 133 de cinq à treize ans. Les nouveau-nés peuvent aussi la présenter; ainsi Ebstein de Prague rapporte trois cas des petites filles nouveau-nées et atteintes de blennorragie génitale; elles étaient âgées de quatorze, seize et vingt jours, et présentaient, en même temps, de l'ophtalmie purulente. Les mères avaient toutes un écoulement. Dans ces cas, la contamination se fait soit pendant la naissance, soit quand l'enfant quitte son berceau pour aller coucher avec sa mère (Ebstein, *Arch. f. Dermat. et Syphil.*, 1891). L'influence des *saisons* a été notée par Hennig (*Ferhardts Handbuch des Kinderkrankleiten*, IV, Band II, Abth, p. 78) et par Descroizilles (*Path. clin. infantile*, Paris, 1891, p. 315). Ces auteurs soutiennent que la vulvo-vaginite s'observe surtout au printemps. Il nous a paru que la plupart des observations, ainsi que la nôtre, sont faites pour soutenir cette opinion.

Le milieu social a une influence prépondérante. La vulvo-vaginite infantile est beaucoup plus fréquente dans les classes pauvres que dans les classes riches. En effet, la malpropreté, le manque de soins et la blennorragie des parents est beaucoup plus fréquente dans celles-là.

Le tempérament a une influence incontestable. Rayer, en 1821, et les élèves de Ricord faisaient, pendant longtemps, de la constitution lymphatique, de la diathèse scrofuleuse, la cause primordiale de la vulvo-vaginite. La découverte de Neïsser fit complètement oublier l'influence du lymphatisme sur la vulvo-vaginite. Il est évident qu'il n'y a pas, d'une façon absolue, ni innocuité, ni réceptivité spéciale pour le gonocoque. Mais le lymphatisme ainsi que l'anémie peuvent faire passer à l'état chronique une blennorragie qui, chez une fillette robuste, guérirait facilement. Notons ici que, pour ce qui est de la vulvo-vaginite non gonococcique, on ne la rencontre guère que chez des fillettes lymphatiques ou anémiques. Sous ce rapport, vu les liens qui unissent les troubles de la dentition au lymphatisme et à l'anémie, nous pouvons bien comprendre pourquoi la dentition était citée par tous les auteurs du siècle dernier parmi les causes de la vulvo-vaginite infantile. En effet, la mauvaise mastication troublerait la nutrition de la fillette qui, affaiblie et anémiée, serait prédisposée à l'infection.

Un certain nombre de maladies générales prédisposent très puissamment à la vulvo-vaginite. La *rougeole* a une influence telle que Parrot a décrit une vulvite aphteuse comme affection postmorbilleuse, et, sur 56 cas, il l'a vue survenir trente-neuf fois sur des fillettes de deux à quatre ans La *scarlatine*, par la desquamation qui s'y produit, prépare le terrain à la maladie. Dans l'épidémie rapportée par Frænkel, en 1885, c'est aupavillon des scarlatineux que le plus grand nombre des cas de vulvo-vagininite ont été observés. Il faut noter, dans ces maladies générales, la durée parfois longue de la maladie, la difficulté de tenir les enfants toujours propres, et peut-être la plus grande concentration de l'urine. La *syphilis* mérite une mention spéciale, puisque pendant trente ans du commencement du dix-neuvième siècle, la vulvo-vaginite était considérée comme une manifestation de la syphilis. Les rapports qui peuvent lier les deux affections sont les suivants : 1° On peut observer chez les nouveau-nés syphilitiques des écoulements de nature catarrhale et favorisés par l'infection générale ; 2° des plaques muqueuses peuvent causer assez d'irritation autour pour provoquer de la vulvo-vaginite ; 3° enfin, il peut y avoir coexistence de syphilis et de blennorragie.

Après ces diverses considérations d'ordre général, voyons quelles sont les *causes locales* qui peuvent influencer la vulvo-vaginite.

En première ligne, il faut placer la *malpropreté*. Elle est, dans l'immense majorité des cas, la cause principale de la vulvite catarrhale simple des nourrissons. Masses de smegma se déposant en abondance, urine s'accumulant sur la vulve chez l'enfant couché, et se décomposant, matières fécales, surtout matières diarrhéiques, essuyées par le même linge, qu'on passera aussi devant la vulve, tout concourt à favoriser sinon l'infection, au moins l'irritation de ces parties qui, dans ces cas, sont tuméfiées et rouges, parfois ulcérées. Et c'est une chose qu'on aurait très souvent observée chez les nourrissons, si l'on pratiquait l'examen systématique. La vulvo-vaginite catarrhale simple des nourrissons est ainsi méconnue par l'impossibilité dans laquelle se trouvent ceux-ci d'attirer l'attention sur leur mal.

Les *traumatismes* locaux sont aussi très souvent cause de vulvo-vaginite. Le plus important des traumatismes est le *viol*, et il peut donner naissance à une vulvo-vaginite soit catarrhale, soit gonococcique. Rarement la défloration y est produite ; si elle existe, elle est le plus souvent incomplète, ou elle s'accompagne de lésions profondes des parties avoisinantes de l'hymen. Déchirures de la fourchette (Vibert), déchirures des petites lèvres, du périnée ; (Toulmouche, *Ann. d'hyg. et méd. lég.*, 1856, t. VI, et 1864, t. XXII), tout a été observé. Taylor cite un cas où le viol amena la rupture du périnée, de la cloison vaginale, d'un cul-de-sac du vagin et amena la mort. En dehors du viol, des attouchements ou des frottements répétés de la vulve peuvent amener la vulvite. Des corps étrangers, employés dans un but voluptueux, peuvent amener la vulvite. Leur énumération serait trop longue ; disons seulement qu'une fois introduits dans le vagin, ils peuvent y glisser et y rester, sans que l'enfant puisse les faire sortir. Et l'on peut voir comment une vulvite à étiologie obscure peut naître, à la suite des manœuvres de l'enfant pour faire sortir le corps étranger, quand il arriverait à le faire sortir, et que par pudeur il ne donnera que des renseignements mensongers sur la cause de sa vulvo-vaginite.

Brouardel a tiré de cette étiologie la classe spéciale des *vulvites traumatiques*. Il faut savoir que la vulvite n'est pas la conséquence forcée d'un traumatisme. Des déchirures de l'hymen, de la fourchette, peuvent se produire et se cicatriser rapidement. La vulvite traumatique apparaît rapidement après le traumatisme; la vulve est douloureuse, très tuméfiée, rouge; l'écoulement est peu abondant, la présence d'érosions, d'ulcérations, de déchirures, est caractéristique.

En dehors de ces deux causes locales principales, malpropreté et traumatisme, on en a cité d'autres qui n'interviennent que très rarement. Ainsi on a cité les oxyures égarés dans le vagin, l'incontinence d'urine, les malformations congénitales, le refroidissement local, le pemphigus des nouveaunés, l'impétigo, la dermatite exfoliatrice, etc.

Avant d'aller plus loin, il est nécessaire, croyons-nous, d'indiquer un facteur étiologique d'une importance considérable: nous voulons parler des *conditions anatomiques.*

Si chez la femme adulte on constate une prédominance marquée de l'appareil génital sur l'appareil urinaire, il y a juste l'inverse chez la petite fille. Chez elle en effet les grandes lèvres sont fermes, unies (sauf chez des fillettes lymphatiques) accolées en arrière et laissant à découvert en avant le clitoris, les petites lèvres et l'orifice de l'urètre. L'orifice du vagin est ainsi caché par la limite inférieure de la vulve, et fermé presque complètement par la membrane hymen. L'épiderme des grandes lèvres et l'épithélium des petites lèvres est très fin et très riche en glandes sébacées; il se prête ainsi facilement aux excoriations. L'hymen et le vagin sont tapissés d'un épithélium pavimenteux stratifié assez épais, et complètement dépourvu de glandes, principal argument de ceux qui ont nié la vaginite. Quand à l'utérus, selon l'expression de Farabeuf, il est « tout col ». L'orifice du col et des trompes est perméable.

D'après ce rapide aperçu, on peut voir avec quelle facilité l'infection peut se produire et être entretenue chez la petite fille. En effet, il s'agit là d'une large surface muqueuse à épithélium très fin, riche en glandes. L'hymen est bien un obstacle à l'envahissement du conduit vaginal, mais, une fois franchi, il devient un motif de rétention pour le pus et donne des difficultés à l'emploi des moyens thérapeutiques.

En dehors de ces conditions anatomiques, il nous semble que les propriétés biologiques des muqueuses sont différentes chez l'enfant de celles de chez l'adulte. La diphtérie, le coryza, la gastro-entérite, sont plus fréquents chez les enfants que chez les adultes. Nous avançons que le gonocoque trouve un terrain plus favorable sur les muqueuses de l'enfant que sur celles de l'adulte. Tout le monde connaît la grande sensibilité de la conjonctive du nouveau-né au gonocoque ; et nous savons qu'avant l'emploi systématique de la médication prophylactique au nitrate d'argent, des ophtalmies purulentes s'observaient souvent, quand la mère n'était atteinte que d'une simple leucorrhée incapable d'infecter un adulte. Et pour ce qu'il en est de la vulvo-vaginite, dans un grand nombre d'observations, on ne trouve dans l'étiologie qu'une leucorrhée chez la mère, une infection indirecte, par conséquent, entre mère et fillette, et pourtant le père de la fillette n'a pas été infecté par cette leucorrhée. Nous dirons en plus que, tandis que la vaginite de la femme adulte est l'exception, elle est la règle chez la petite fille.

De l'auto-infection chez les petites filles. — Le vagin de la petite fille nouveau-née est absolument aseptique. D'après Wahle, les microbes y feraient leur apparition douze heures après la naissance. Le milieu vulvo-vaginal devient rapidement acide, et cette acidité nuit aux streptocoques et aux staphylocoques et diminue leur virulence. Néanmoins on y observe une foule de microbes, et particulièrement six espèces de diplocoques, qu'on pourrait confondre avec le gonocoque, mais qui ne sont pas pathogènes (Laborde, Th. de Paris, 1896).

La virulence de ces microbes est pourtant facilement exaltée.

Chez des petites filles lymphatiques, en puissance d'évolution dentaire, anémiées et mal soignées, la malpropreté, la masturbation, l'accumulation du smegma dans le vagin et sur la vulve, l'absence des soins intimes, ou l'emploi des soins grossiers, suffisent pour exalter cette virulence. C'est là l'étiologie de la plupart des cas de vulvo-vaginite non gonococcique, et dans la plupart des observations il est noté l'absence complète des soins de toilette. Notons aussi, à côté de cette étiologie, la coexistence fréquente d'autres suppurations éloignées, comme le coryza chronique et l'otorrhée.

La vulvo-vaginite, ainsi acquise par auto-infection, peut devenir contagieuse. On trouve ainsi parmi les auteurs modernes, Comby, Berggrüm, Koplick, etc., ainsi que le docteur Andrieu, et notre maître M. le professeur Baumel, qui croient à cette contagion.

De la contagion gonococcique des petites filles. — Cette contagion peut se faire de deux façons : 1° directement ; 2° indirectement :

1° *Contagion directe.* — Il s'agit des cas dans lesquels les organes génitaux d'une blennorragique ont été mis en contact avec les organes sains d'une fillette. Nous avons vu à l'historique de la question, que ce mode de contagion avait été considéré comme presque exclusif, et combien d'auteurs se sont élevés contre cette manière de voir. La statistique de Cahen Brach, précédemment citée, est très démonstrative à cet égard.

Le viol entre très rarement en ligne de compte ; il a le plus souvent pour mobile cette superstition, d'après laquelle le coït avec une fillette vierge guérit de la blennorragie (Andrieu). Néanmoins le peuple croit encore à sa fréquence, et il est d'une grande importance en médecine légale d'être fixé là-dessus.

Un exemple cité par Marfan est très intéressant à ce point de vue: « Une mère lui avait présenté sa fille atteinte de vulvo-vaginite ; elle supposait que l'enfant avait été victime d'un attentat à la pudeur et voulait entamer des poursuites judiciaires ; Marfan lui expliqua ce qu'on sait aujourd'hui de la contagion maternelle, et lui dit que le premier acte de l'enquête consisterait à la visiter. Il ne l'a plus revue, et il est probable qu'elle a renoncé à ses idées et à ses projets. »

Si le viol est une cause très rare, les attouchements voulus des organes génitaux, auxquels les enfants se livrent entre eux, peuvent transmettre la blennorragie de l'un à l'autre. Notre observation reconnaît cette contagion par attouchements voulus entre frère de treize ans et sœur de quatre ans. A côté d'elle, on peut placer celle de Crandall, de New-York (*New-York med. Journ.*, 1890), dans laquelle un jeune garçon de six ans, très précoce pour son âge et atteint de blennorragie, avait infecté sa sœur âgée de huit ans. Crandall, à propos de cette observation, parle de la tendance héréditaire, de la mauvaise compagnie et de la mauvaise éducation, qui ont mené à des actes tellement regretables. A côté de ces attouchements voulus, des attouchements involontaires peuvent se produire pendant le sommeil, quand les enfants couchent avec leurs parents dans le même lit. Pourtant, dans ces cas, la contagion est plus souvent indirecte et se fait par les taches humides que le pus gonorrhéique forme sur les linges.

La contagion directe peut se faire aussi pendant la période d'expulsion de l'accouchement. Signalée en 1870, par Haussmann (*Berlin, klin. Woch.*, 1870, p. 58), soutenue par Ebstein qui est allé jusqu'à dire que la plupart des vulvo-vaginites infantiles datent de la naissance, elle doit être admise pour des fillettes de quelques jours qui présentent un écoulement. La contagion se fait ici comme pour l'ophtalmie blennorragique des nouveau-nés. On comprend aisément pourquoi cette dernière est de beaucoup la plus fréquente : d'abord, les garçons sont pour l'œil aussi exposés que les filles ; et puis la présentation du sommet étant la plus fréquente, tandis que la tête met assez longtemps pour franchir la vulve et permet à la conjonctive de s'infecter, le reste du corps est très vite expulsé. Il n'en est pas de même pour la présentation du siège dans laquelle il se fait justement le contraire. Dans celle-ci, la vulvo-vaginite gonococcique devait être aussi fréquente que l'ophtalmie purulente dans celle-là. Malheureusement, malgré nos recherches, nous n'avons pu recueillir aucune donnée clinique sur cette question.

A côté de cette contagion directe, nous placerons les cas d'*auto-infection.* Tel enfant, en effet, atteint d'ophtalmie purulente, peut fort bien présenter une vulvo-vaginite produite par le transport du pus, au moyen des doigts.

2° *Contagion indirecte.* — Elle est considérée actuellement comme le mode de contagion le plus fréquent. Des exemples avaient été rapportés déjà en 1846 et 1860 par Cazenave et Foster, mais ce n'est qu'en 1882 que Pott affirma que la contagion était très fréquente et accidentelle, entre mère leucorrhéique et fillette. Et Aubert, un peu plus tard, dans son remarquable article « Gonorrhea Insontium » (*Lyon méd.*, 1884), s'exprimait ainsi : « Je suis tout disposé à faire, pour la petite fille surtout, une large part à la contagion accidentelle, par le contact dans le lit, le séjour dans le bain, l'emploi de l'éponge et du linge d'une blennorragique, peut-être la projection hors du vase, lors de la miction, de quelques gouttes d'urine infectée. » Depuis, Aubert a rapporté de nombreux exemples de ces divers modes de contagion indirecte, et aussi a signalé des cas remarquables d'endémicité et d'épidémicité de vulvo-vaginite. Ainsi E. Fraenkel avait signalé, en 1885, une endémie de vulvo-vaginite à la section de pédiatrie de l'hôpital de Hambourg, qui a duré trois ans. Suchard, en 1888 (*Revue mensuelle des maladies de l'enfance*), avait rapporté le cas de onze fillettes qui se baignaient dans une piscine, et qui ont été toutes contaminées par une petite fille atteinte de vulvo-vaginite gonococcique, qui se baignait également dans la piscine. Olivier (*Acad. de méd.*, 1888, 23 octobre) avait rapporté la contamination par l'intermédiaire d'objets de toilette, et des mains des infirmières, de quinze fillettes de l'Hôpital des Enfants malades, après l'entrée dans le service de deux fillettes atteintes de vulvo-vaginite. Plus tard, en 1894, Weil et Barjon ont également rapporté une épidémie consécutive à l'emploi d'un thermomètre anal, contaminé chez une petite malade. Enfin, notre maître, M. le professeur Baumel, a pu observer dans son service une épidémie de vulvo-vaginite en 1896, et qui a été rapportée dans la thèse du docteur Andrieu en ces termes : « Parmi les petites malades, se trouvait Rosalie A..., sept ans, atteinte d'une vulvo-vaginite blennorragique intense. Cette fillette avait l'habitude, chaque fois qu'elle allait aux cabinets, de s'essuyer les parties génitales sur le rebord des sièges. Trois de ses petites compagnes, qui ne restaient pas au lit dans le courant de la journée, s'infectèrent à leur tour en s'asseyant sur ce siège souillé de sécrétions gonorrhéiques. Ces trois cas de contagion et quelques paroles entendues avaient tellement frappé Rosalie A..., qu'elle ne cessait de répéter à ses voisines de lit : « Je sais comment m'y prendre pour que vous ayez la même maladie que moi. »

Nous voyons que, dans ces divers cas, la contamination se fait par le pus blennorragique, soit desséché (linges de toilette, draps de lit, etc.), soit humide (bain, urine, etc.). Le pus blennorragique humide garde longtemps sa vitalité ; quant au pus desséché, la question de savoir s'il continue à être virulent et jusque'où va sa vitalité est du plus haut intérêt. Ce sont, en effet, des taches produites par un écoulement suspect qui sont livrées à l'examen du médecin légiste, et on lui demande aussi si la tache pouvait être contagieuse. Ces taches sont jaunes, vertes ou d'un blanc grisâtre ; elles empèsent les tissus et sont souvent recouvertes de croûtes. Examinées au microscope, elles montrent du mucus, des leucocytes, des cellules pavimenteuses et parfois le gonocoque : celui-ci est-il encore virulent ?

Les auteurs qui ont étudié la question au point de vue clinique (Aubert, Kratter, Neisser, Cahen Brach, Martin) admettent tous la contamination par le pus desséché ; mais entre bactériologistes la question est discutée : tandis que Lober, Horand, Kratter prétendent avoir retrouvé le gonocoque sur des linges desséchés, Aubert, Legrain, Coutagne disent n'avoir pas pu le retrouver. P. Bosc a fait, sur ce sujet, des expériences très concluantes ; il a fait déposer, par des malades, du pus blennorragique sur des linges et il a pratiqué l'examen un, deux, trois, quatre, cinq, six, sept, huit, dix, quinze jours après; or, dès le cinquième ou sixième jour, il a trouvé constamment les leucocytes altérés au point de rendre tout diagnostic impossible. Quant à savoir si l'on peut obtenir des cultures pures avec du pus desséché, la question n'a pas encore été bien étudiée. Lober, qui s'en est occupé, n'a obtenu que des résultats douteux. La contagion se fait aussi, comme nous l'avons dit, par du pus frais et humide. A côté de la citation de Suchard (contamination par le bain pris en commun), on peut citer celle qui a été rapportée par Skutsch (*Inaug. Diss. Jena*, 1891), et qui concerne une épidémie de vulvo-vaginite qui éclata à Posen. 236 fillettes, âgées de six à quatorze ans, étaient atteintes. Chez toutes ces malades, l'affection est survenue à la suite de l'emploi des bains de boue, donnés gratuitement par un établissement de la ville. Plusieurs enfants ont avoué s'être touchées mutuellement les parties génitales ; quelques-unes ont présenté de l'ophtalmie purulente. L'examen microscopique montra chez toutes la présence du gonocoque. Dans 43 pour 100 des cas, on trouva le gonocoque typique six semaines après le début de l'affection.

La contamination se fait aussi très fréquemment par suite de la communauté du vase de nuit. M. le professeur Baumel a eu maintes fois l'occasion d'incriminer ce mode de contagion. En effet, la fillette, en s'asseyant sur le vase, fait entre-bâiller largement sa fente génitale qui peut aussi s'infecter. C'est surtout ce mode de contagion qui explique la fréquence de ce que Ebstein appelle une « gonorrée familiale ». En effet, dans l'immense majorité des cas, on ne trouve dans l'étiologie qu'une leucorrée chez la mère ou la sœur aînée, parfois aussi chez le père. Pour donner une idée de cette gonorrée familiale, on n'a qu'à citer le cas rapporté par Widmark (*Arch. f. Kind*, VII, p. 1) : père blennorragique ; mère également avec adénite suppurée double et paramétrite ; fillette de deux ans atteinte de vulvo-vaginite et de conjonctivite purulente ; enfant nouveau-né atteint de blennorrée conjonctivale.

La transmission indirecte peut se faire aussi à l'aide d'autres personnes gonorréiques de l'entourage de l'enfant, tels que domestiques, gouvernante ou nourrice.

A côté de la gonorrée familiale, on a également décrit une gonorrée hospitalière et une gonorrée scolaire. Les cas de Weil et Barjon, Olivier, Skutsch (qui est une épidémie scolaire), ainsi que de M. le professeur Baumel, en sont des exemples. On peut citer encore l'endémie hospitalière citée par Fraenkel, qui a traîné pendant trois ans et frappé soixante-deux enfants d'un à douze ans. C'est dans cette endémie que Fraenkel avait observé que les enfants du pavillon de scarlatine ont été plus atteints que les autres, et que les jeunes filles déjà réglées ont été épargnées. Fraenkel pensait que le diplocoque qui produisit cette endémie était le vrai gonocoque considérablement atténué par les passages successifs à travers le canal génital des petites filles.

CHAPITRE III

SYMPTOMES. — MARCHE

Nous aurons en vue dans ce chapitre surtout la vulvo-vaginite blennorragique, tout en donnant certaines indications spéciales à la vulvo-vaginite catarrhale simple, et la vulvo-vaginite traumatique.

L'écoulement blennorragique n'apparaît pas immédiatement après la contagion. D'après A. Fournier, dans l'immense majorité des cas, c'est à la fin du quatrième ou au commencement du cinquième jour qu'il se manifeste, et les limites extrêmes ne dépasseraient pas deux à huit jours. Dans les cas d'inoculation expérimentale chez l'adulte, on a vu apparaître l'écoulement au bout d'un temps, qui a varié de trente-six heures à huit jours (Rollet, art. BLENNOR. du *Dict. encycl. des sc. méd.*). L'inflammation devient rapidement intense, et tous les auteurs décrivent alors les quatre principaux symptômes de toute inflammation muqueuse ; ce sont : 1° l'écoulement purulent ; 2° la rougeur ; 3° la tuméfaction, et 4° la douleur. L'écoulement purulent est le symptôme capital. Il est épais, crémeux, de couleur jaune verdâtre, parfois très abondant et fétide. La couleur verdâtre et la fétidité sont des caractères presque pathognomoniques de la nature gonococcique. Le pus baigne la vulve et s'écoule sur le périnée et vers l'anus, en provoquant un érythème eczémateux, parfois très intense. Le pus s'y dessèche et adhère à la muqueuse et à la peau érythémateuse. Des démangeaisons insupportables obligent la petite malade de se gratter fortement, et de produire ainsi des lésions de grattage, qui s'injectent secondairement et suppurent. En plus, des soins malpropres sont donnés à la petite malade par ses parents ; des compresses sales ou rudes sont placées sur la vulve et entre les grandes lèvres ; retirées parfois avec violence, elles provoquent des ulcérations qui s'infectent et s'étendent. C'est là qu'il faut chercher l'origine de ces ulcérations, si remarquables dans notre observation, ainsi que le pense notre maître, M. le professeur Baumel.

Le pus, recueilli à la vulve, vient aussi bien de celle-ci que de l'urètre et du vagin, parfois même du col de l'utérus. Pour constater le pus urétral, on doit introduire dans le vagin une très petite curette pleine, avec laquelle on presse le canal d'arrière en avant (Horand). Quant au pus vaginal, on doit d'abord laver soigneusement la vulve, puis, la malade étant dans la position obstétricale, on lui commande de pousser, comme pour aller du corps, et, s'il y a du pus dans le vagin, on voit qu'une plus ou moins grande quantité vient souiller la vulve. On peut également presser sur le périnée d'arrière en avant, et ordinairement on arrive au même résultat. M. le professeur Baumel conseille également le toucher rectal, à l'aide duquel on peut explorer aussi l'utérus et ses annexes.

Nous avons dit plus haut que le pus est parfois fétide. Cette fétidité est surtout observée dans les cas de vulvo-vaginite non soignée. On peut l'expliquer par la présence de la membrane hymen ; en effet, le pus vaginal trouve en cette membrane une barrière très tuméfiée ; il trouve donc de la difficulté pour sortir du vagin, il s'y accumule et s'y décompose facilement. Si, dans ces cas, le pus y est en grande abondance, son écoulement se fait non pas d'une façon continue, mais par poussées.

Quelquefois le pus est sanguinolent; en effet, de petites excoriations, ou des ulcérations plus ou moins profondes, peuvent saigner, et le sang peut venir se mêler aux sécrétions purulentes. D'autres fois on observe de véritables hémorragies assez abondantes et tenaces; il s'agit dans ces cas d'un prolapsus urétral, comme nous le verrons au chapitre concernant les complications.

L'aspect des grandes lèvres est caractérisque. Elles sont tuméfiées, rouges et douloureuses, symptômes plus ou moins intenses suivant les cas. En consultant un grand nombre d'observations, il nous a paru que les phénomènes inflammatoires étaient plus faibles dans les cas de contagion indirecte que dans les cas de contagion directe (viol, attouchements). En effet, dans ce dernier cas, il faut faire part du traumatisme plus ou moins violent, ou plus ou moins répété. La masturbation est bien, par elle-même, capable de produire une vulvo-vaginite simple, comme elle peut produire la balano-posthite chez les garçons. Nous ne voyons pas pourquoi alors un traumatisme, ou de simples attouchements répétés entre organes génitaux très disproportionnels, ne produirait pas une tuméfaction beaucoup plus prononcée que celle de la vulvo-vaginite à contagion indirecte et sans excitation génitale. Notre observation vient à l'appui de ce que nous avançons, car il y a là de grandes probabilités (puisque nous n'avons comme preuve que les dires de la petite malade) que des attouchements fréquents ont été produits entre organes génitaux disproportionnels ; la tuméfaction chez notre petite malade a été excessive. D'ailleurs, dans la plupart des cas de vulvo-vaginite blennorragique qui ont intéressé la médecine légale, en dehors des phénomènes traumatiques graves, les phénomènes inflammatoires et surtout la tuméfaction ent été très intenses.

Nous ne voulons pas par là voir dans l'intensité des phénomènes inflammatoires un indice d'attentat criminel, ce serait là un indice plus que infidèle, nous voulons pourtant avancer que, dans les cas de tuméfaction très intense, surtout accompagnée d'excoriations et d'ulcérations non spécifiques, la contagion directe accompagnée d'attouchements plus ou moins violents a été plus souvent observée.

Avec les grande lèvres, l'hymen, la partie antérieure de la muqueuse urétrale et les petites lèvres sont aussi tuméfiées. L'inflammation gagne les glandes de Bartholin, d'après Fischer, dans un tiers des cas. Pourtant, l'abcès typique, observé chez l'adulte, est très exceptionnel chez la petite fille ; en effet, chez elle les glandes de Bartholin ne sont pas encore bien développées.

Une question qui a été très controversée est celle de l'existence ou la non-existence de la vaginite. Plusieurs auteurs ont nié son existence ou affirmé sa rareté; Eraud (*Lyon méd.*, 1888, p. 458); Wellander (*Arch. f. Derm. et Syph.*, 1890). Existe-t-il une vaginite blennorragique?) ; Bumm (*Berl. klin. Woch.*, 1891, juillet); Cahen Brach (*Deutsch. med. Woch.*, 1892, p. 724); Martin (*Journal of cut. and genito-urin. disease Wov.*, 1892), enfin Bosc (Th. de Montpellier, 1893) sont de ce nombre. Certains ont dit que le pus constaté dans le vagin venait du col utérin ; d'autres ont avancé qu'il existait bien un écoulement vaginal, mais qu'il n'avait rien de spécifique, et qu'il s'agissait seulement de l'épithélium vaginal, desquamé, macéré, par le contact des sécrétions venues du col ou de la vulve. Ils se sont basés surtout sur l'absence des glandes vaginales et sur la rareté de la vaginite chez la femme adulte. En effet, il a été démontré par Bumm, Neisser et Heinschneider, que le vagin participe rarement au processus inflammatoire chez l'adulte. C'est en effet chez l'adulte qu'il s'agit d'un simple catarrhe desquamatif, provoqué par le passage des sécrétions du col. Il faut noter à ce propos, avec Wellander, qu'il faut distinguer les femmes adultes, en femmes très jeunes à épithélium vaginal encore mince et analogue à celui de la petite fille, et en femmes plus âgées (au moins au point de vue génital) dont l'épithélium s'est épaissi (comme le fait l'épiderme, là où il est exposé à des frottements fréquents). Chez ces dernières, la vaginite est exceptionnelle, mais chez les premières elle a été souvent observée. Quant à la petite fille, son épithélium vaginal est encore plus mince, et en somme les constatations cliniques permettent d'admettre l'existence presque constante de la vaginite. Ceux qui l'ont nié, c'est parce qu'ils ne l'ont pas suffisamment cherché. Koplik (Urogenital Blennorrhoca in children, *New-York med. Journ:* 1890, 21 juin), s'aidant d'un petit spéculum de vierge, a constaté directement l'état d'inflammation intense du vagin qui est tuméfié et couvert d'érosions; et quand la vulvite a presque complètement disparu, il est encore possible de constater au petit spéculum des concrétions purulentes entre les plis du vagin.

L'inflammation se propageant de proche en proche arrive sur le col utérin; d'ailleurs, seuls les mouvements d'écartement et de rapprochement des cuisses font que le pus vulvaire peut arriver directement jusqu'au col et l'infecter. Eraud et Koplik croient que le col utérin est toujours atteint. Spaeth et Cahen Brach ont rapporté des observations avec examen au spéculum, qui démontrent que le col n'est pas toujours atteint. Nous croyons qu'il faut être de cet avis, en se basant surtout sur la rapidité de la guérison obtenue dans un grand nombre de cas de vulvo-vaginite blennorragique chez la petite fille. En effet, nous savons combien la cervicite est tenace chez la femme adulte et combien il est difficile de chasser le gonocoque des glandes profondes du col. Donc, si le col de la petite fille était toujours atteint, nous ne comprendrions pas les nombreux cas rapportés, de guérison rapide obtenue par de simples lavages au permanganate, pendant une vingtaine de jours.

La discordance a existé aussi parmi les auteurs sur la question de l'existence constante de l'urétrite. Faille, Spaeth, Cassel, Fischer, Skutsch, ont affirmé son existence constante; Fraenkel l'a journellement mise en doute; Ebstein ne l'admet pas comme constante ; Horand la considère comme secondaire. Nous avons exposé plus haut la façon de recueillir la gouttelette de pus uretral; il est bon de laver préalablement la vulve. Les symptômes cliniques de l'urétrite sont la fréquence et la douleur à la miction. La constatation directe du pus urétral, de la tuméfaction de la muqueuse, ainsi que de petites ulcérations sur le pourtour de l'orifice urétral, permettent d'être très affirmatif sur son existence. C'est à la suite de l'urétrite gonococcique intense, qu'on peut observer le prolapsus de l'urètre.

Notons en finissant cette symptomatologie que les ganglions inguinaux sont parfois tuméfiés et douloureux, et que cette polyadénite s'observe surtout dans le cas d'érosions et d'ulcérations nombreuses. Dans notre cas, qui est un cas exceptionnel pour son intensité, et le nombre et la grandeur des ulcérations, cette adénite a été douteuse.

Quant à la *vulvite catarrhale simple*, non gonococcique, dite aussi spontanée, on la rencontre surtout chez des fillettes lymphatiques ayant eu, antérieurement, de l'adénite cervicale, de la blépharite ciliaire, des écoulements d'oreille, etc. Elle apparaît, quelquefois, au moment de la dentition à l'occasion des maladies aiguës, surtout de la rougeole. Elle est souvent produite par la masturbation chez des fillettes malpropres. Elle a une grande tendance à la chronicité et sa phase aiguë ne dure pas longtemps; la fillette, après une courte période de tuméfaction et de douleur, présente un écoulement blanchâtre, quelquefois liquide, quelquefois visqueux et adhérent aux parties.

La *vulvite traumatique* en dehors du traumatisme plus ou moins violent ne diffère, en général, par aucun caractère essentiel de la vulvite spontanée. La rougeur et la douleur de la vulve se manifestent au bout de quelques instants après le traumatisme, et l'écoulement apparaît rapidement, rarement après deux ou trois jours. Nous avons déjà vu, au chapitre « Étiologie », que la vulvite traumatique n'est pas la conséquence forcée du traumatisme, et l'on a vu de nombreux cas de viol avec traumatisme plus ou moins violent qui n'ont pas été suivis de vulvite.

MARCHE. — La vulvo-vaginite infantile va vers la chronicité si elle n'est pas traitée, et guérit plus ou moins rapidement si elle est traitée. Début rapide dans le cas de contagion directe, et inflammation violente consécutive ; début plus insidieux dans le cas de contagion indirecte et inflammation peu violente dans la plupart des cas.

Les fillettes vigoureuses ont bien plus souvent de la vulvo-vaginite intense que les fillettes pâles et chétives, chez lesquelles la chronicité est plus souvent observée. La durée de l'affection est très variable et un certain nombre d'auteurs dénotent une grande ténacité de l'affection (Cahen, Brach, Koplik, Cassel, Ebstein), tandis que d'autres lui donnent une durée moyenne de trois à six semaines seulement. Laborde, parmi ces derniers, est très affirmatif, et sur vingt-huit observations de vulvo-vaginite blennorragique avec examen bactériologique, vingt-trois fois l'écoulement et la tuméfaction, ont disparu au bout de quinze ou vingt jours, et la guérison a paru définitive au bout de trois ou quatre semaines.

Nous croyons que, dans les cas de chronicité et de résistance au traitement, le col utérin doit être mis en cause. La cervicite, une fois constituée, est, en effet, aussi tenace chez la petite fille que chez la femme adulte. Après quinze ou vingt jours de traitement au permanganate de potasse, l'examen microscopique du pus ne démontre plus la présence des gonocoques, et pourtant un léger écoulement persiste ou de nouvelles poussées aiguës se produisent. Le gonocoque, dans ces cas, existe en état latent dans les glandes du col utérin, et, plus tard, sous l'influence soit de la fatigue (quand je suppose que l'enfant commence à marcher), soit des congestions utérines à la date de l'apparition des règles, il peut reconquérir sa virulence et l'écoulement peut réapparaître.

CHAPITRE IV

COMPLICATIONS

Les complications de la vulvo-vaginite infantile font de cette maladie une des plus intéressantes de la nosologie infantile. Elles sont dues au gonocoque, à sa propagation de proche en proche, ou à l'infection générale causée par lui. Nous décrirons ces complications dans l'ordre suivant :

1° *Prolapsus de l'urètre* compliquant l'urétrite dans les vulvo-vaginites infantiles. Cystite compliquant la vulvo-vaginite infantile ;

2° *Métrite, salpyngo-ovarite, pelvi-péritonite* par propagation ;

3° *Péritonite généralisée* à gonocoques ;

4° *Arthrite blennorragique* chez la petite fille compliquant la vulvo-vaginite ;

5° *Endocardite* consécutive à la vulvo-vaginite. Pour être complets nous signalerons ici la *rectite*, complication rare et ne présentant rien de particulier ; la *pleurésie* à gonocoques dont on ne connaît qu'un seul exemple, signalé par Mazza, et dont il est difficile, par conséquent, de donner une description détaillée ; l'*ophtalmie purulente* qui coexiste fréquemment avec la vulvo-vaginite, surtout chez des nouveau-nés, et qui est trop connue pour que nous insistions ; la rhinite blennorragique, mais qui est plutôt une complication de l'ophtalmie que de la vulvo-vaginite ; la phlébite des veines du petit bassin dont on ne connaît qu'un exemple, cité par Brouardel, et qui concerne une jeune fille violée, qui a présenté de la vulvo-vaginite, de la phlébite consécutive, et qui s'est terminé par une embolie mortelle (Rousseau, Th. de Bordeaux, 1898, p. 12).

1° Prolapsus de l'urètre compliquant l'urétrite dans les vulvo-vaginites infantiles.

L'observation publiée par M. le professeur agrégé Puech et M. Puig-Ametler, int. des hôpitaux de Montpellier, est très démonstrative à ce point de vue (*Montp. méd.*, 1898, p. 1229). Il s'agissait d'une fillette âgée de six ans, atteinte de mal de Pott lombaire, et qui deux ans auparavant avait eu la rougeole et en même temps un écoulement vulvo-vaginal abondant et fétide. A son entrée à l'hôpital, l'enfant se plaignait d'une douleur à la vulve, et des hémorragies au même niveau, sans trouble de la miction.

M. le professeur agrégé Puech pensait que le prolapsus, directement appréciable à la vue, s'était constitué bien avant l'apparition de ces symptômes, qui ne dataient que d'un mois, et que ce n'est qu'après une période d'état latent, plus ou moins longue, et seulement lorsque la tumeur avait acquis un certain volume, que ces symptômes prirent une intensité suffisante pour attirer l'attention.

Nous croyons qu'il faut être de cet avis, et nous ajoutons qu'il faut remonter jusqu'à la vulvo-vaginite pour trouver l'origine du prolapsus. En effet, chez cet enfant, tout était pour prédisposer à cette complication : enfant pâle et chétive, scrofuleuse, atteinte de rougeole et affaiblie par elle, voilà au point de vue général; vulvo-vaginite intense avec urétrite presque certaine, ayant déterminé l'hyperémie et l'œdème de la muqueuse urétrale, voilà au point de vue local. Nous croyons trouver là des éléments suffisants pour expliquer le prolapsus et le faire remonter à une époque lointaine de l'apparition de ces deux symptômes récents : douleur et hémorragie. En effet, les tissus des enfants lymphatiques et scrofuleux sont très flasques, et se prêtent facilement aux décollements ; le tissu cellulaire sous-cutané et sous-muqueux est chez eux très lâche ; il est par conséquent tout naturel que la forte hyperémie et l'œdème causés par la blennorragie génito-urinaire, en même temps que le ténesme vésical qui existe dans ces cas, amènent un décolement de la muqueuse urétrale, d'où prolapsus. D'ailleurs, il faut noter aussi la coexistence de la rougeole, pendant laquelle la toux et les éternuements ont pris leur part dans la genèse du prolapsus.

Sous l'influence du traitement adressé à la vulvo-vaginite, l'inflammation s'était calmée, et le prolapsus est resté sans symptômes jusqu'aujour où cette muqueuse prolabée, irritée continuellement par l'urine et le smegma vulvaire, est devenue fongueuse, saignante et douloureuse.

Nous admettons, avec M. le professeur agrégé Puech, que telle est la pathogénie habituelle du prolapsus de l'urètre.

Nous venons de voir qu'un de ses principaux symptômes, c'est l'hémorragie. Celle-ci peut prêter à une erreur de diagnostic, et on cite des cas où elle a été prise pour une métrorragie précoce. A ce propos, l'observation citée par Comby, dans la séance de la Soc. méd. des Hôp. de Paris, le 23 octobre 1896, est très intéressante ; nous la reproduisons in-extenso :

« Une fillette de deux ans et demie entre à la salle Blanche, le 23 mars 1896. Prise de rougeole le 6 mars, elle avait été reçue au pavillon d'isolement, et en était sortie le 19. Ce même jour, sa mère s'aperçut qu'elle avait des taches jaunâtres sur sa chemise et qu'elle perdait en blanc. Le lendemain il y avait du sang, et la mère effrayée nous conduisit son enfant. Des injections répétées au permanganate de K., à 1 pour 4, pour 2 et pour 1,000, firent cesser l'écoulement purulent, mais non l'hémorragie qui, sans être très abondante, ne laissait pas d'inquiéter un peu. D'autre part, le thermomètre dépassait tous les soirs 40° et tombait le matin à 38° et au-dessous. Cette fièvre rémittente persista pendant huit jours et ne céda définitivement qu'aux lavages répétés au permanganate à 1 pour 1000 (1er avril). Examinant avec soin la vulve de l'enfant, je constatai qu'il était impossible de voir l'orifice de l'urètre. Il était en effet dissimulé par des bourgeons charnus, friables et saignants. Au-dessous de ce bourgeonnement fongueux, l'entrée du vagin était intacte, et il était facile de voir que le sang ne venait pas de ce conduit. Il n'y avait donc pas de métrorragie. Je pris une sonde molle en caoutchouc et je l'introduisis au milieu du bourgeonnement signalé plus haut ; je pénétrai ainsi sans peine dans la vessie ; l'urine s'écoula aussitôt par le pavillon de la sonde ; en même temps, un saignement superficiel assez abondant se fit autour de la sonde, sur la vulve, l'urine restant toujours claire. Il était dès lors évident que les hémorragies avaient pour point de départ l'orifice de l'urètre, prolabé et fongueux. Quelques cautérisations au nitrate d'argent à 1/50 firent rétracter les bourgeons urétraux, et l'enfant fut bientôt guérie » (J. Comby, *Bull. de la Soc. méd. des Hôp. de Paris*, 1896, p. 719).

Cette seconde observation est très remarquable au point de vue des hémorragies ; elle l'est aussi au point de vue de la coexistence de la rougeole et de la vulvo-vaginite si souvent observée ; en plus, elle vient à l'appui de ce que nous disions plus haut sur l'action des efforts de toux et des éternuements de la rougeole sur la génèse du prolapsus.

Le prolapsus de l'urètre se manifeste tantôt pendant la vulvo-vaginite, tantôt longtemps après. C'est une petite tumeur, de petits bourgeons latéraux à l'embouchure de l'urèthre. Ces bourgeons peuvent être réductibles. L'orifice de l'urètre est difficile à voir, et nous avons vu qu'il n'y a pas de troubles de la miction. Seule, l'hémorragie est un symptôme constant et parfois aussi la douleur.

Des cautérisations au nitrate d'argent, dans les cas où le prolapsus est peu prononcé et réductible, suffisent dans la plupart des cas. Si, au contraire, le prolapsus est trop volumineux et irréductible, un traitement chirurgical est nécessaire.

Une autre complication importante, concernant l'appareil urinaire, est la *cystite*. Wertheim l'a observée, dans un cas de vulvo-vaginite gonorréique, chez une fillette de neuf ans qui avait été violée et qui présentait, en même temps, de l'arthrite aux deux poignets. Berger a également rapporté un cas avec urine ammoniacale, dépôt muco-purulent et rétention d'urine consécutive. Dans ces deux cas, il s'agissait bien d'une cystite à gonocoques. On peut pourtant observer une cystite à coli-bacilles, compliquant la vulvo-vaginite à gonocoques. Haushalter (*Revue médicale de l'Est*, 1894, n° 6, p. 171) et Hutinel (*Pr. méd.* 1896, nov.) ont rapporté plusieurs cas. Il paraîtrait, dans ces cas, que la vulvo-vaginite antérieure crée un terrain favorable pour la pullulation et la propagation des coli-bacilles, et constitue, de cette façon, une cause occasionnelle de la cystite.

2° Métrite, Salpingo-ovarite, Pelvi-péritonite par propagation, compliquant la vulvo-vaginite blennorragique.

De la vulve, du vagin, du col de l'utérus, l'inflammation peut se propager de proche en proche vers la muqueuse utérine, les trompes et le péritoine. Cette propagation est heureusement rare, et pour cause. En effet, utérus et trompes sont, d'une part, des organes rudimentaires à faible vitalité chez la jeune fille, et, de l'autre, l'état de repos complet, l'absence de toute excitation génitale ou congestive (menstruation), l'absence de tout traumatisme (parturition), expliquent cette rareté. Quand le gonocoque suit cette voie ascendante, la métrite, la salpingo-ovarite, la pelvi-péritonite, avec menaces de péritonite généralisée, coexistent. Pour la facilité de la description, pourtant, nous les étudierons séparément. Comme exemple frappant de *métrite* dans les cas de vulvo-vaginite, on n'a qu'à se rapporter à l'observation de Méjia, que nous citons plus loin à propos de la péritonite généralisée; à l'autopsie de ce cas, l'utérus, sur une coupe transversale et verticale, montrait au-dessous du muscle sain une épaisse couche de pus dans laquelle baignait la muqueuse congestionnée et violemment enflammée. A côté de ce cas, on peut en citer un grand nombre dans lesquels la métrite était passée inaperçue, les complications péritonéales ayant joué le principal rôle.

Nous avons vu que la vulvo-vaginite passe parfois à l'état chronique : le gonocoque, dans ces cas, est ordinairement logé dans le col utérin et ne donne pas signe de vie pendant longtemps. Et bien souvent, à l'occasion de l'établissement de la menstruation, certaines jeunes filles présentent de la douleur et un écoulement muco-purulent tenace, c'est-à-dire des signes de métrite; les règles, une fois établies, sont très irrégulières. A cette métrite, décrite sous le nom de *métrite virginale*, on reconnaît, pour cause, une infection banale venue du vagin, le plus souvent à la suite de lavages et d'injections intempestives. Nous croyons que cette métrite virginale, se déclarant au moment de la puberté, reconnaît très souvent, pour cause, une vulvo-vaginite infantile, gonococcique. Les gonocoques latents, sous l'influence des premières congestions utérines, ont vu leur virulence s'exalter et se sont propagés vers l'utérus.

La *salpingo-ovarite* pure à gonocoques compliquant la vulvo-vaginite est très rare. M. Chaedle a rapporté un cas de pyosalpinx pur (*Lancet*, 1891). Plus souvent, elle se confond avec la pelvi péritonite; son existence est alors indéniable; les observations de Lowen, Huber, Méjia, avec autopsie, la prouvent surabondamment. Marx (*Revue de thér. méd.-chir.*, 1er mai 1894) affirme qu'en pratiquant le toucher rectal des fillettes atteintes de vulvo-vaginite, on constate souvent de l'empâtement dans les culs-de-sac latéraux. Ce qui rend cette opinion plausible, c'est que dans des autopsies de fillettes on trouve parfois du pus enkysté dans les trompes (Rousseau). La *pelvi-péritonite* est une conséquence inévitable de la métrite et de la salpingo-ovarite. Le péritoine peut être à peine effleuré par l'inflammation; il y a plutôt du péritonisme que de la péritonite, d'autres fois, il y a de la suppuration; les symptômes peuvent encore ne pas être très effrayants : simples douleurs, de l'empâtement local, un peu de fièvre, tels ont été les symptômes du cas rapporté par M. le docteur Andrieu, et que nous rapportons à propos de l'endocardite blennorragique. Après quelques jours, elle passe à l'état latent; des adhérences se sont formées et la pelvi-péritonite n'est plus qu'une trouvaille d'autopsie. Parfois, pourtant, la première poussée aiguë de pelvi-péritonite est effrayante : douleur très intense, surtout dans les fosses iliaques ou dans la région sous-ombilicale, ventre ballonné, tendu, rigide, cuisses infléchies sur l'abdomen, vomissements, dysurie, état général mauvais, facies péritonéal, pouls très rapide, voilà des symptômes qui feront redouter la péritonite aiguë généralisée. Il n'y a guère que la localisation de la douleur et l'absence de diarrhée ou de constipation qui peuvent aider à être en faveur de la péritonite localisée. Après quelques jours d'incertitude, s'il s'agit d'une péritonite localisée, ce tableau sombre s'éclaircit, la maladie passe à l'état chronique; des adhérences se sont formées.

Cette forme chronique peut s'établir d'emblée, et Marfan dit « que la vulvite peut se compliquer de salpingite et de péritonite sans qu'il se produise une vive réaction du péritoine, et sans que le médecin soit consulté, les enfants n'éprouvant aucune douleur, aucun trouble abdominal. » Il ne faut pas s'étonner de cette description de Marfan, puisqu'il y a des femmes adultes qui vivent, sans s'en douter, avec des adhérences péritonéales certainement pathologiques.

Nous citerons, à la suite de ces considérations, le résumé de quelques observations de pelvi-péritonite avec salpingo-ovarite, ce sont les seules publiées jusqu'à ce jour :

Obs. de Sanger (*Verhandleingen der deutsche Gesellschaft für Gynecologie*, p. 255, Leipsig.)

La mère de la petite malade avait été contaminée par le mari; elle était alors enceinte de huit mois. L'enfant vint à terme et contracta une ophtalmie purulente. Aussitôt le second enfant, âgé de trois ans et demi, présenta de la vulvo-vaginite et une pelvi-péritonite impossible à méconnaître. Cette dernière se termina par la guérison, qui eut lieu après une période critique de trois semaines.

Obs. de Huber (*Arch. of Pediatrie*, New-York, 1889)

Huber raconte ceci : « J'ai vu, grâce à la courtoisie du docteur Newfield, une fillette de onze ans qui présentait une douleur intense dans la région iliaque droite avec difficulté à uriner et quelques vomissements. L'existence d'un sérieux catarrhe vaginal nous mit sur nos gardes et l'examen vaginal révéla l'absence de l'hymen et un ovaire enflammé et d'une exquise sensibilité. »

Obs. de Martin (Th. de Paris 1894)

Fillette âgée de neuf ans. Mère atteinte d'écoulement génital ancien. La fillette présente de la vulvo-vaginite, avec tuméfaction légère, mais écoulement abondant et verdâtre. Le lendemain de son entrée à l'hôpital, la fillette présente une élévation de température à 38°,6, avec le ventre douloureux à la pression. La nuit est mauvaise ; il y a des vomissements alimentaires et porracés. Le lendemain, température 39°,2 ; faciès grippé ; vive douleur du ventre dans la région sous-ombilicale. Il n'y a pas de diarrhée, ni de constipation. Le pouls est rapide, et on porte le diagnostic d'un début de péritonite consécutive à une vulvo-vaginite. On prescrit de l'opium, des cataplasmes laudanisés, de la glace sur le ventre, du lait et de l'alcool à l'intérieur. Le même soir, on place des ventouses scarifiées sur la région ovarique. La température s'abaisse un peu, les vomissements ont tendance à s'arrêter. Le lendemain, amélioration progressive de tous les symptômes, et la malade a guéri de sa poussée de péritonite environ quinze jours après son début.

OBS. DE M. BRAQUEHAYE (Th. de ROUSSEAU, Bordeaux, 1898)

Fillette de douze ans, atteinte de vulvo-vaginite depuis trois mois. Mère atteinte de pertes vertes; elle lavait les parties génitales de sa fille avec l'éponge qui lui servait de toilette intime. La fillette souffre du ventre depuis la veille, surtout dans la région sous-ombilicale. Un peu de ballonnement, pas de fluctuation. Température à 38°; pouls à 120. Elle est traitée par la diète lactée, le repos complet, les cataplasmes chauds et l'onguent napolitain. On traite aussi la vulvite par des lavages au permanganate de K. L'enfant a été vue depuis à plusieurs reprises : la péritonite s'était calmée, mais la vulvite n'a cessé qu'un an et demi plus tard.

OBS. DUE A ROUSSEAU (Service de M. MONOD. Th. de Bordeaux 1898)

Fillette de neuf ans, violée. Trois jours plus tard, on s'aperçoit qu'elle avait des pertes jaunes abondantes. Le huitième jour, elle présente des douleurs de ventre atroces, et perd connaissance. Revenue à elle-même, elle avoue le viol. Onze jours après l'attentat, elle est envoyée au service de M. Monod. A l'examen, la vulve est très rouge ; l'hymen est déchiré ; il y a du pus concrété sur les cuisses et les grandes lèvres ; il y a de la douleur à la miction ; la palpation des fosses iliaques est extrêmement douloureuse de chaque côté; le ventre est légèrement ballonné ; il y a des vomissements alimentaires et la langue est saburrale. Douleur rénale très vive. La température est à 38°,8. Comme traitement on prescrit de la glace sur le ventre, des cataplasmes laudanisés sur la région lombaire ; diète et boissons glacées. Le lendemain, l'état est meilleur, le ventre est plus souple, et il n'y a pas de vomissements. L'écoulement vulvo-vaginal est très abondant, et on le traite par des injections au permanganate. Le jour suivant on donne un lavement évacuateur, et depuis lors, douleur de ventre et écoulement ont diminué de plus en plus. L'enfant a été complètement rétabli au bout d'un mois. L'examen du pus n'a pas été fait pour la petite malade, mais il a été fait pour l'accusé et a démontré chez lui des gonocoques en abondance.

3° Péritonite généralisée compliquant la vulvo-vaginite infantile.

Cette complication est rare, et les observations connues jusqu'à ce jour ne sont qu'au nombre de treize, dont six terminées par la mort et sept par la guérison. Cette différence dans la marche a fait que Rousseau, dans sa thèse, a divisé la péritonite généralisée, en 1° grave, et 2° bénigne, et cette division a bien sa raison d'être, puisque dans le premier cas la mort est certaine et dans le second la guérison est toujours obtenue. Comment expliquer cette différence de gravité ? Nous nous adressons pour trouver cette explication à l'expérience suivante due à Wertheim ; en effet, en introduisant dans le péritoine d'une souris blanche une culture pure de gonocoques, accompagnée d'un morceau gros comme une lentille du milieu de cette culture, on obtient au bout de vingt-quatre heures une péritonite séro-purulente, ayant son maximum au point d'inoculation, avec les gonocoques infiltrant le péritoine en abondance. Si on laisse l'infection évoluer, on voit qu'elle n'occasionne pas la mort, mais se termine par la formation d'adhérences.

Cette expérience nous démontre clairement que, au moins pour la souris blanche, la péritonite gonococcique pure n'est pas mortelle. Quant à l'homme, nous citons plus bas une observation due à Braquehaye, dans laquelle une péritonite généralisée très nette compliqua une vulvo-vaginite chez une fillette de quatre ans et demie. La laparotomie, faite au début, montra des dépôts fibrineux sur les anses intestinales et du liquide roussâtre en faible quantité dans le petit bassin. Les cultures faites avec ce liquide roussâtre et ces dépôts fibrineux restèrent stériles ; or nous savons combien les cultures du gonocoque sont difficiles à obtenir. Il est donc probable que cette péritonite était due au gonocoque pur, car tout autre microbe se serait cultivé de bonne grâce. Eh bien ! dans ce cas, la guérison a été obtenue. On peut donc admettre que les cas de guérison de péritonite généralisée sont dus au gonocoque seul ; les cas de mort, au contraire, sont dus à des associations microbiennes. Ainsi, dans l'observation de Lowen, on a trouvé du streptocoque, dans celle de Méjia, du gonocoque et du coli-bacille, dans celle de Bajinski, du gonocoque et du staphylocoque.

La symptomatologie de cette péritonite ne présente rien de particulier. La douleur abdominale du début est pourtant d'une importance capitale, car elle annonce la péritonite. Donc chez toute fillette atteinte de vulvo-vaginite, si une douleur abdominale brusque survient, on doit conseiller immédiatement le repos absolu, la diète, l'opium, la glace sur le ventre, de façon à permettre la formation d'adhérences autour des trompes.

Voici le résumé de quelques observations :

Obs. de Huber de New-York (*Transaction of the American medical Society*, vol. 1, 1890.)

Fillette de sept ans, anémique. Vulvo-vaginite récente peu intense; pas de traces de violence sur les organes génitaux. Etiologie obscure. On la traite pendant quelques jours pour sa vulvo-vaginite, quand de la douleur dans les fosses illiaques, accompagnée de faiblesse générale, lui fit prendre le lit. En même temps, des vomissements apparaissent tandis que la température et le pouls restaient normaux. Le lendemain, la petite malade était presque dans le collapsus avec tous les symptômes d'une péritonite généralisée, que l'on rattacha à une perforation de l'appendice. Une laparotomie fut faite le jour suivant, quatre jours après les premières douleurs, et l'on constata de la péritonite généralisée avec une salpingite droite. Mort, treize heures après l'opération.

Obs. de Lindsay Steven, de Glascow (*The Lancet*, 1891)

Fillette de quatre ans. Douleurs au ventre avec constipation ayant commencé le 12 mai 1890, le matin. Le soir, sensibilité extrême à la région iliaque droite. Pouls faible et fréquent ; température élevée. Le lendemain, demi-collapsus, efforts de vomissements, tympanisme. Pendant qu'on examine, une selle abondante se produisit. En examinant les organes génitaux, on constate de la vulvo-vaginite qui, d'après la mère, datait de quelques jours. On posa alors le diagnostic de péritonite généralisée consécutive à la vulvo-vaginite. Mort le lendemain sans laparotomie ; l'autopsie n'a pas pu être pratiquée.

Obs. de Méjia (Th. de Paris, 1897)

Fillette de cinq ans, entrée à l'hôpital avec les extrémités refroidies et le pouls incomptable. La mère raconte que les douleurs du ventre ont commencé il y a huit jours, et ont nécessité le repos au lit, il y a cinq jours, à cause de douleurs vives, et de vomissements alimentaires. Les jours suivants, vomissements porracés et aggravation générale. Dès son entrée à l'hôpital, l'enfant examiné présente une vulvite intense et la mère déclare que cette vulvite existait depuis quinze jours. En même temps, tous les signes d'une péritonite généralisée sont au complet. L'enfant est mort quelques heures après son entrée à l'hôpital. On a eu soin de recueillir du pus sur la vulve et l'examen bactériologique démontra la présence des gonocoques.

A l'autopsie, un flot de pus séro-fibrineux s'écoule à l'ouverture de l'abdomen. Les anses intestinales sont recouvertes de fausses membranes ; examinées soigneusement, elles ne présentent aucune autre altération que l'inflammation péritonéale. Les trompes et les ovaires sont englobés dans des dépôts fibrineux. En comprimant les trompes de dedans en dehors, on fait sourdre une goutte de pus crémeux jaunâtre. La muqueuse utérine est très enflammée et baigne dans du pus.

L'examen microscopique du pus péritonéal a démontré la présence de quelques rares gonocoques et du coli-bacille. Les cultures faites, suivant la méthode de Wertheim, ont donné de résultats absolument concordants.

Obs. de Lowen (*Jahrarb für Kindereilk,* t. XXVI, 1887)

Une fille de cinq ans est prise de vomissements. Deux jours après, on constate de la vulvo-vaginite. Il se développe ensuite une péritonite avec douleur à l'épaule. Mort avec des phénomènes de septicémie. A l'autopsie, péritonite généralisée ; les parois du petit bassin sont couvertes d'un exsudat purulent épais. La muqueuse vaginale et celle de l'utérus sont tuméfiées, érodées, congestionnées. Les deux trompes renferment du pus jaune épais. Les ovaires sont tuméfiées ; le gauche est le siège d'un abcès. Les mucosités vaginales contiennent des gonocoques ; dans le pus péritonéal, on trouve des streptocoques.

Obs. de Gaillé (*Discussion de la communication de Huber.*, l. c.)

Le docteur Gaillé a vu un cas chez une enfant de cinq mois

et demi ; le père avait un écoulement gonorrhéique ; l'enfant avait de l'ophtalmie purulente et de la vulvo-vaginite. Finalement, il se déclara une péritonite dont elle mourut.

Obs. de Bajinski (*Presse méd.*, janvier 1896)

Fillette morte d'une péritonite généralisée survenue au cours d'une vulvo-vaginite. L'autopsie montra une collection purulente dans l'espace de Douglas, une salpingite purulente et deux petits abcès dans les ovaires. Dans le pus de ces abcès, on trouva des gonocoques et des staphylocoques.

Voilà les six observations dans lesquelles la péritonite généralisée causa la mort. Dans les suivantes, la guérison a été obtenue.

Obs. de Marfan (*Revue des mal. de l'enfance*, mars 1897)

Fillette de onze ans, atteinte de scarlatine et de diphtérie, qui évoluèrent sans accident. A sa sortie du service de l'isolement, elle présente de l'écoulement vulvo-vaginal à gonocoques. Deux jours après, douleurs dans le bas-ventre ; ventre ballonné, sonore partout, très douloureux surtout dans les fosses iliaques. Le même jour, tympanisme énorme, faciès légèrement grippé, pouls rapide et irrégulier, nausées et vomissements. Il y a une évacuation naturelle. On prescrit trois gouttes de laudanum et des cataplasmes laudanisés. Le lendemain, faiblesse extrême.

L'intervention chirurgicale est rejetée par M. Brun (On met des ventouses scarifiées sur la région iliaque ; café, potion de Todd, champagne, glace sur le ventre). Le soir, le pouls faiblit, les yeux s'excavent ; le lendemain, les extrémités se refroidissent, il y a pourtant une évacuation naturelle. Pendant deux ou trois jours, la situation est restée stationnaire pour s'améliorer ensuite progressivement. L'enfant a guéri vingt-quatre jours après le début de sa péritonite.

Obs. de Braguehaye (Th. de Rousseau, Bordeaux, 1898)

Fillette âgée de quatre ans et demi. Début très brusque par une vive douleur dans la fosse iliaque gauche, et par des vomissements. Faciès péritonéal, ventre très ballonné, et très douloureux ; il n'y a pas trace d'empâtement ni de fluctuation. A l'examen des organes génitaux, on constate une vulvo-vaginite intense à gonocoques, avec excoriations des grandes lèvres, qui durait depuis trois mois. Temp. rectale 37°,4 ; pouls à 144.

On fait la laparotomie, les anses intestinales sont très distendues ; il existe à leur surface des dépôts fibrineux. Dans le petit bassin, la rougeur est plus accentuée et l'on y trouve un peu de liquide roussâtre; l'examen bactériologique de ce liquide, ainsi que des dépôts membraneux, fait par les cultures, est resté stérile. Il n'est pas fait de lavage. Le soir de l'opération, temp. 37°,4 ; pouls 130. Le lendemain situation meilleure. L'enfant n'était pas allé à la selle depuis huit jours, on le fait aller par un lavement glycériné La situation dès lors s'est améliorée, de jour en jour, et, malgré une poussée, d'arthrite dans les petites articulations, elle s'est complètement rétablie de sa péritonite.

Les autres cinq cas de péritonite généralisée bénigne, compliquant la vulvo-vaginite infantile, ont été rapportés par Braguehaye et Comby. Qu'on veuille bien se rapporter dans la thèse de Rousseau, précédemment citée, et dans l'article Péritonite, du *Traité des maladies de l'enfance*, par Comby, pour les trouver.

4° Arthrite blennorragique chez l'enfant consécutive à la vulvo-vaginite.

La première observation d'arthrite blennorragique chez l'enfant, consécutive à la vulvo-vaginite, ne date que de 1885, et elle est due à Philpot (*The Lancet*, 6 oct. 1885). Il s'agissait d'une petite fille violée par un individu atteint de blennorragie, et qui présenta une vulvo-vaginite, et, peu de temps après, des manifestations articulaires. Plus tard, Koplik a cité deux observations analogues en 1890 (*New-York med. Journal*, p. 678). Olivier et Beclère, en 1891 (*Médecine moderne*), donnèrent encore une observation, et depuis un grand nombre d'autres ont paru, par Morax (*Progrès médical*, 1892), Lop (*Gaz. des hôp.*, 1892, n° 42), Beclère (*Revue générale de clin. et de thérap.*, 1892, n° 10), Guinon (*Revue mensuelle des mal. des enf.*, 1893, p. 23), Richardière (*Soc méd. des hôp.*, 20 oct. 1893), Vignaudon (Th. de Paris, 1894), Vanuxem (Th. de Paris, 1895), Griffon (*Presse méd.*, 1896, n° 16), et enfin Destonnis (Th. de Paris, 1898).

On voit qu'un grand nombre d'auteurs se sont occupés de cette importante question, dont nous rapporterons ici les grandes lignes.

L'arthrite blennorragique des petites filles est beaucoup plus fréquente dans la vulvo-vaginite que dans toutes les autres localisations du gonocoque. Ainsi, sur trente-huit observations citées dans les thèses de Vignaudon, Vamexem et Destounis, vingt-deux cas sont consécutifs à la vulvo-vaginite, quinze cas à l'ophtalmie purulente, et un cas consécutif à l'urétrite gonococcique chez un petit garçon (le seul cas qu'on connaisse).

L'arthrite blennorragique, sans être exceptionnelle, est

rare. M. Broca n'a observé que neuf cas à l'hôpital Trousseau, et M. Phocas (de Lille) a vu à peine deux cas. D'ailleurs, les trente-huit observations précitées ont été recueillies dans l'espace de treize ans.

Les localisations de l'arthrite blennorragique sont très variables. Tantôt elle est monoarticulaire, tantôt polyarticulaire. Le genou paraît constamment pris. Dans les cas de polyarthrite, plusieurs cas peuvent s'observer : tantôt plusieurs articulations sont prises, puis les accidents cèdent rapidement pour se localiser avec ténacité sur une ou deux seulement ; tantôt il se produit des poussées d'arthrites successives ; enfin, il est fréquent de voir deux jointures prises de pair évoluer parallèlement.

L'explication de l'arthrite avait donné lieu à des théories fantaisistes. Hunter invoquait la métastase pour expliquer l'arthrite chez l'adulte. Fournier, en 1864, croyait à un acte réflexe dont le point de départ serait la partie enflammée. Lasègue la rattachait à la pyohémie ; Bouchard, enfin, a admis l'infection de l'articulation par le gonocoque de Neisser.

Après cette affirmation de Bouchard, les auteurs ont cherché à trouver le gonocoque dans le liquide de l'articulation et se sont divisés immédiatement en deux camps : ceux qui disent l'avoir nettement constaté, comme Fié (Th. de Paris, 1895), Vidal (*Sem. Méd.*, 17 mars 1897), Vanuxem et Destounis ; et ceux qui croient que le gonocoque n'agit que par les toxines qu'il sécrète, comme Strauss, Mauriac, Dieulafoy, Guyon et Janet.

En effet, il est fréquent qu'on ne constate pas le gonocoque dans le liquide épanché, mais il est aussi indiscutable qu'on l'a rencontré. D'ailleurs, la blennorragie est reconnue, aujourd'hui, maladie générale infectieuse (Jullien, Leloir, Souptet), et ses manifestations articulaires se comprennent facilement. Malgré cela, ces manifestations articulaires peuvent se produire par infection secondaire non gonococcienne, produite par les microbes saprophytes chez des malades affaiblies par l'infection blennorragique (Bosc). Ces deux modes d'infection sont actuellement admis par la plupart des auteurs.

Symptomes. — L'arthrite blennorragique chez la petite fille atteinte de vulvo-vaginite est une complication tantôt précoce, tantôt tardive. On peut admettre qu'en moyenne, elle apparaît après le huitième jour et avant le vingt-quatrième, mais qu'elle peut se manifester deux mois (Beclère), quatre mois (Vignaudon) et dix mois (Destounis) après le début de la vulvite. Parfois, il y a des prodromes, tels que douleurs vagues dans l'articulation, céphalalgie, anorexie, etc. D'autres fois, le début est brusque et s'annonce par une vive douleur dans l'articulation pendant la marche et même pendant le repos.

Une fois déclarée, la maladie revêt les quatre formes principales qu'on peut observer chez l'adulte, c'est-à-dire l'arthralgie, l'hydarthrose, la mono-arthrite aiguë (forme plastique ankylosante de Gosselin) et la polyarthrite subaiguë. On trouvera la description de ces formes dans tous les traités classiques, nous n'y insisterons pas.

Ces formes, et surtout les deux dernières peuvent, devenir des arthrites purulentes. Marfan (*Gaz. des Hôp.*, 1888) a bien décrit cette forme purulente. Les signes généraux sont ici graves ; la température suit de grandes oscillations d'une façon continue, l'épanchement articulaire est très abondant, la douleur, à la pression est très vive; la rougeur à l'inspection, l'œdème inflammatoire et la fluctuation indiquent la purulence.

Ces formes graves ne sont pas forcément consécutives à une vulvo-vaginite grave. Parfois même c'est justement l'inverse qui se présente, et l'on se trouve en face d'une vulvo-vaginite à peine marquée ou guérie et d'une petite malade atteinte de symptômes ressemblant à s'y méprendre au rhumatisme articulaire aigu.

Diagnostic. — En effet, la confusion entre arthrite blennorragique et rhumatisme articulaire aigu était constante avant nos idées actuelles. Actuellement on fait ce diagnostic en se basant surtout sur l'existence de la vulvo-vaginite ; en plus, la fièvre monte rapidement dans le rhumatisme blennorragique, tandis qu'elle monte progressivement dans le rhumatisme vrai. L'absence de sueurs nocturnes est sans intérêt pour l'enfant, car l'enfant rhumatisant ne sue pas. Enfin, le salicylate de soude, peut servir de pierre de touche, et l'évolution de l'affection lèverait tous les doutes.

Nous n'insisterons pas sur le diagnostic avec la tumeur blanche ni avec les arthropaties syphilitiques, et nous examinerons immédiatement le diagnostic avec l'ostéomyélite. En effet, l'erreur a été commise et par des cliniciens des plus distingués (Destounis).

Un premier point, c'est que l'ostéomyélite peut frapper de très jeunes enfants (Braquehaye, *Gaz. hebd. de méd. et de chir.*, 1895). Puis, dans les deux affections, les symptômes peuvent être les mêmes. Dans les deux cas, il peut y avoir élévation de la température brusque, et si l'on pense à la vive douleur para-articulaire de l'ostéomyélite juxta-épiphysaire, il faut se rappeler que la jointure devient souvent le siège d'un épanchement, tandis que, d'un autre côté, l'arthrite blennorragique, marquée justement par un épanchement articulaire, frappe aussi les tissus péri-articulaires, le périoste, les épiphyses et les gaines synoviales des tendons. Pour faire un diagnostic exact, on se basera sur le siège primitif de la douleur, que par un examen attentif on localisera dans l'épiphyse, en cas d'ostéomyélite, dans l'interligne articulaire en cas d'arthrite; en plus, dans l'ostéomyélite, l'épanchement se fait un peu tardivement, tandis qu'il est primitif dans l'arthrite. Plus tard, le diagnostic devient plus facile, par la collection d'un abcès dans l'ostéomyélite, et aussi par la marche de la maladie.

Un diagnostic très important à faire, le plus important de tous, c'est la purulence de l'épanchement. En effet, qui dit purulence dit évacuation immédiate, et par conséquent, arthrotomie. On se basera surtout sur l'œdème inflammatoire, sur la couleur plus foncée de la peau et sur la température à grandes oscillations, qui pourtant reste élevée d'une façon continue.

Au point de vue du traitement, la première des choses à faire, c'est de traiter la vulvo-vaginite ; en même temps, on immobilisera l'articulation malade dans un appareil plâtré. Nous renvoyons le lecteur aux thèses précitées de Vignaudon, Vanuxem et Destounis, pour y trouver les 38 observations.

5° Endocardite consécutive à une vulvo-vaginite blennorragique.

C'est une complication exceptionnelle, qui a été observée très rarement. Dans toute la littérature médicale, on ne trouve, en effet, que trois seuls cas d'endocardite consécutive à la vulvo-vaginite. Le premier est dû à Chiasso et Isnardi (*Giornalo della R. Acad. di med. di Torino*, février 1894), et concerne une fillette de dix ans, atteinte de vulvo-vaginite gonorrhéique, qui se compliqua de rhumatisme polyarticulaire, d'insuffisance mitrale et de pleurésie droite. Dans l'exsudat articulaire et pleurétique, l'examen microscopique montra la présence des gonocoques. Le second est dû au docteur Mazza et se rapporte à une jeune fille de onze ans, violée par un homme porteur d'une urétrite gonococcique. Quelques jours après le coït impur, cette jeune fille fut prise de polyarthrite, à laquelle complication s'ajouta de la péricardite et de l'endocardite, ainsi qu'une pleurite bilatérale. L'exsudat pleurétique et articulaire, extrait au moyen d'une seringue avec toutes les précautions voulues, fut examiné. Non seulement on put constater la présence, dans les leucocytes et les cellules épithéliales, de diplocoques analogues au gonocoque de Neisser, mais encore en appliquant la méthode de Werlheim, des cultures isolantes avec le mélange d'agar-agar et de sérum sanguin de l'homme, on put démontrer dans l'exsudat l'absence de toute autre forme bactériologique, à l'exception du gonocoque, lequel crût dans les cultures avec ses propriétés caractéristiques. Enfin, le troisième cas est dû à M. le docteur Andrieu, chef de clinique médicale, au service de M. le professeur Baumel. Il s'agissait, dans ce cas, qu'on trouvera *in extenso* dans la thèse du docteur Andrieu (Montpellier, 1899), d'une petite fille de sept ans, Rosalie A..., qui présenta de la vulvo-vaginite, en même temps que ses parents avaient de la blennorragie. Cette vulvo-vaginite se compliqua de métropéritonite localisée à la fosse iliaque droite, et qui évolua, ainsi que la vulvo-vaginite, vers la guérison, de sorte que la fillette put quitter l'hôpital deux mois environ après son entrée. Quatre mois et demi plus tard, la fillette se présenta à la consultation externe, parce qu'elle était essoufflée, et toussait beaucoup. On l'examina et l'on trouva des signes de bronchite, et un souffle d'insuffisance mitrale. On lui avait prescrit alors une potion avec huit gouttes de digitale. Deux mois plus tard, elle entre de nouveau à l'hôpital parce qu'elle était enflée de partout ; elle présentait, en même temps, de l'albuminurie et de l'ascite. Après un traitement bien dirigé et une ponction abdominale, d'où l'on retira 1,500 centimètres cubes de liquide, la maladie s'est améliorée, et la malade, dès lors, présenta des lésions cardiaques bien compensées.

M. le docteur Andrieu entre ensuite dans une discussion fort documentée sur la nature de cette endocardite, et conclut à sa nature blennorragique.

Ces trois cas démontrent avec évidence que l'endocardite blennorragique existe aussi bien chez la petite fille que chez l'adulte. Un fait semble pourtant ressortir de ces trois observations, c'est que l'endocardite survient à la suite d'une complication séreuse, articulaire ou péritonéale. Est-elle produite par le gonocoque lui-même ou par une infection surajoutée? Les auteurs sont en désaccord sur ce point. M. le docteur Andrieu, se basant sur les recherches bactériologiques de Leyden, Connsilman, Finger, faites sur des adultes, pense que c'est bien le gonocoque qui est cause de cette complication.

CHAPITRE V

DIAGNOSTIC

Le diagnostic clinique de la vulvo-vaginite est une chose très facile, l'examen bactériologique éclaire nettement sur sa nature. L'examen de la vulve, du vagin, de l'urètre nous éclairera sur son siège ; sa persistance, malgré un bon traitement, nous fera penser à de la cervicite ; enfin la douleur abdominale nous fera penser à une complication métro-péritonéale. Nous avons assez insisté au cours de cette thèse, nous n'insisterons pas davantage.

Il n'en est pas de même pour la cause de la vulvo-vaginite. Nous avons vu au chapitre étiologie toutes les modalités de contagion ; nous avons vu que la contagion indirecte est de beaucoup la plus fréquente, et que le viol est la cause la plus rare ; nous n'insisterons pas davantage également. Nous voulons seulement dans ce chapitre indiquer certaines considérations qui ont de l'intérêt au point de vue médico-légal.

Tout d'abord considérons la *simulation de viol* chez la petite fille. Les faits de simulation sont assez nombreux. A côté du cas de Ward, nous citerons le cas de Fournier : chez une petite fille, des frictions faites, plusieurs fois par jour, avec une brosse de chiendent, avaient provoqué une vulvite intense, qui avait servi de base à une accusation de viol ; celle de Fodéré : des érosions avaient été produites sur le mont de Vénus, par la grand'mère de l'enfant, afin de faire croire à un viol ; celle de Tourdes : à Reims, en 1866, une femme abandonnée par un soldat, qui lui avait promis le mariage, exerce sur une jeune fille de dix ans, confiée à ses soins, une violence telle, qu'elle la déflore. Elle accuse alors le soldat d'avoir commis le viol. La simulation donc de viol avec vulvite traumatique, catarrhale ou blennorragique, existe chez les enfants, et, d'après Tourdes, elle est plus fréquente que chez l'adulte. Tantôt, et c'est le cas le plus fréquent, la simulation est commise de bonne foi ; la petite fille présente tout à coup un écoulement vulvaire, les parents s'en inquiètent, ils en recherchent les causes, des soupçons s'élèvent. L'enfant est entrée dans la chambre d'un voisin, elle y est restée seule : que s'est-il passé ? D'autres fois, la maladie réelle est exploitée, pour intenter une accusation de viol, par un motif de haine, ou comme moyen de chantage. D'autres fois enfin, la vulvite a été provoquée par l'entourage de l'enfant, dans le même but.

Les *lésions traumatiques* observées sur les enfants sont également d'une grande importance, au point de vue du diagnostic médico-légal du viol, avec vulvo-vaginite. La défloration, d'après les statistiques de Tardieu, Brouardel, Descout et Vibert, est le plus souvent incomplète. Sur 39 cas au-dessous de onze ans, elle a été observée 25 fois incomplète et 14 fois complète. L'âge minimum auquel elle a été observée est de six ans. Dans le cas d'attouchements répétés, le conduit vulvaire est allongé, élargi, repoussé jusqu'à l'hymen, quoique cette forme ait été observée par M. Bouardel à l'état normal. Si la membrane hymen peut être déchirée ou modifiée par le viol, elle peut aussi être modifiée ou détruite par la vulvite elle-même, surtout dans ses formes ulcéreuses ou gangréneuses (Taylor, Parrot, Vibert). On voit donc quelle doit être la réserve du médecin-légiste, devant un hymen altéré ou détruit, et qui à première vue ferait penser à du viol et de la contagion directe. Dans ces cas, on doit examiner très minutieusement les ulcérations vulvaires qui pourraient exister pour être fixé sur leur origine.

Le moment d'apparition de la vulvite a aussi une grande importance dans le cas où les renseignements sont précis. En effet, une vulvite traumatique suit de près les violences dont l'enfant a été victime; une vulvite blennorragique avec contagion indirecte, présente une période d'incubation plus ou moins longue (deux à huit jours) ; enfin une vulvite blennorragique avec contagion directe, dans le plus grand nombre des cas, suit de près la contagion et les violences, comme le ferait une vulvite traumatique, et évolue ensuite comme une vulvite blennorragique.

La présence du sperme sur la vulve et les cuisses indiquerait très nettement la contagion directe.

Enfin l'examen de l'auteur de l'attentat, qui est, comme l'indique Brouardel, le plus souvent un vieillard ou un alcoolique, n'est pas d'une aussi grande importance quand il s'agit d'une petite fille, que quand il s'agit d'une femme adulte. On n'observe dans le cas de viol sur une petite fille, ni lésions de la verge, ni traces de violences produites par la victime et qui sont si fréquentes dans le viol sur femme adulte. La coexistance des mêmes maladies vénériennes est évidemment une coïncidence fâcheuse pour l'accusé, mais n'a pas une importance très significative. On peut même, avec Ebstein, mais en poussant les choses à l'extrême, se figurer le cas d'un homme sain qui, violant une fille atteinte de vulvo-vaginite gonococcique, contracte la blennorragie.

Nous finirons cette étude sur le diagnostic en donnant l'aperçu des caractères principaux des ulcérations qu'on peut rencontrer sur la vulve des petites filles en coïncidence avec une vulvite ou dépendant d'elle.

1° Il y a des ulcérations dues à de la *folliculite sébacée.*

Elles siègent sur la face interne des grandes lèvres et succèdent à des petits points saillants de folliculite ; elles sont recouvertes parfois d'une fausse membrane et donnent un véritable écoulement muco-purulent, légèrement fétide.

2° Ulcérations dues à la *vulvite aphteuse de Parot*. Cette vulvite, étudiée en France par Boussuge (Th. de Paris 1860), Parrot et Surjus (Th. de Lyon 1882), est surtout fréquente de deux à cinq ans. Les ulcérations siègent sur les grandes lèvres, au pourtour de l'anus, aux sillons génito-cruraux, et succèdent à de petites élevures d'un blanc grisâtre, déprimées à leur centre et qui crèvent. Les ulcérations sont arrondies, de dimensions qui peuvent aller jusqu'à 1 centimètre, cupuliformes, et au centre on peut trouver une pellicule membraneuse. Leur base est un peu indurée, leurs bords taillés à pic et sinueux. Elles peuvent se réunir les unes aux autres et former alors des ulcérations plus allongées.

Avouons que ces ulcérations ressemblent un peu à celles que nous avons observées, sauf par leur étiologie. En effet, la vulvite aphteuse de Parrot est le plus souvent consécutive à la rougeole, et peut se compliquer de gangrène, si l'enfant est très affaiblie par sa rougeole.

3° Ulcérations de la *gangrène de la vulve*. Ici les ulcérations succèdent à des vésicules, des phlyctènes qui crèvent. Elles sont d'un rouge pâle et entourées d'un liseret rouge, autour duquel les tissus sont engorgés, durs, douloureux et d'une teinte livide. Il se fait une suppuration des plus fétides ; il y a de la fièvre, de la diarrhée et la mort est fréquente.

Dans le cas de guérison, la réparation se fait après élimination des parties mortifiées, et il peut rester des rétrécissements des orifices, ou même des fistules entre le vagin et les parties voisines.

4° Ulcérations *diphtéritiques* de la vulve. — De petits points blanchâtres se réunissent à la face interne des grandes lèvres et forment de fausses membranes analogues à celles du pharynx. Les tissus environnants sont rouge foncé ou violets. Les fausses membranes, blanchâtres au début, deviennent ensuite grisâtres et noirâtres. Il y a un écoulement purulent fétide, et tendance à l'extension. Les ganglions de l'aine sont toujours engorgés. Il y a de la fièvre et presque toujours de la diphtérie pharyngée.

5° Ulcérations *herpétiques* de la vulve. — Elles ont ici la forme et les caractères généraux de l'herpès : petites vésicules qui crèvent et se réunissent ; ulcérations consécutives très superficielles, à fond lisse, luisant, rosé, entouré d'un mince liseret rouge, très net, polycyclique. Parfois le fond a un aspect pseudo-membraneux, et la fausse membrane enlevée laisse à découvert un fond rouge, cuisant et saignant. Il y a toujours un suintement séreux ; la durée de l'éruption ne dépasse pas de six à dix jours.

5° Ulcérations *eczémateuses* de la vulve. — Sur un fond eczémateux qui se présente ici, comme partout ailleurs, les ulcérations et les fissures suintantes et couvertes des croûtes avec un derme œdématié, induré et rugueux, provoquant de fortes démangeaisons, ne permettant pas l'erreur du diagnostic.

7° *Muguet* de la vulve. — Très rarement signalé par les auteurs, considéré au contraire par Ebstein comme assez fréquent chez les petites filles nées avant terme et très chétives.

8° Chancre induré, syphilides muqueuses, chancre mou.

Ils présentent ici les mêmes facilités et les mêmes difficultés de diagnostic que partout ailleurs.

9° Ulcérations de la vulve par infection secondaire. — Nous comprendrons, dans cette catégorie d'ulcérations, celles qui sont consécutives à un traumatisme, ou celles qui sont dues à la violence de l'inflammation. Comme traumatismes en dehors du viol qui produit parfois des traumatismes considérables, les attouchements répétés entre organes génitaux disproportionnels suffisent pour produire des érosions de la muqueuse qui s'infectent secondairement et produisent des ulcérations. D'autres fois, sur une vulvite déjà existante, les parents appliquent des compresses rudes qui, promenées sur la vulve, l'érodent et l'ulcèrent. Quant à l'inflammation elle-même, elle peut produire des ulcérations par la grande tuméfaction des grandes lèvres qui l'accompagne parfois ; en effet, si le tissu sous-muqueux peut s'œdématier sans cesse, la muqueuse qui le recouvre est très fine et n'est pas extensible à l'infini, donc des érosions se produisent sur cette muqueuse, érosions qui, le plus souvent, ont la direction du grand axe de la vulve et qui s'infectent secondairement chez des fillettes malpropres pour donner des ulcérations.

Dans notre observation personnelle, les causes précédentes ont dû s'associer pour provoquer les ulcérations. Des attouchements entre organes génitaux disproportionnels, des soins grossiers appliqués sur la vulve, enfin la violence de l'inflammation et la violence de la tuméfaction ont produit ces grandes ulcérations, dont le grand axe suit sensiblement le grand axe de la vulve, et que le dessin que nous publions représente mieux que toute description.

Voici cette observation :

OBSERVATION PERSONNELLE

L. C...., âgée de trois ans et demi, entrée à l'hôpital le 9 mai 1902, à la clinique médicale des enfants, service de M. le professeur Baumel.

Le père est bien portant ; la mère est morte d'une maladie de cœur ; un frère, âgé de treize ans, est atteint actuellement d'une blennorragie.

On ne trouve rien dans les antécédents personnels.

Maladie actuelle.— Il s'agit d'une enfant dont l'état général est bon, mais qui est malpropre, et dont le cuir chevelu est couvert de croûtes.

A l'examen de la vulve, on se trouve en présence d'un écoulement purulent qui paraît peu abondant, de couleur jaune verdâtre et d'odeur fétide. La vulve est très rouge, et cette rougeur s'étend au périnée, vers l'anus et la racine des cuisses. Les grandes lèvres sont extrêmement tuméfiées et M. le professeur Baumel affirme n'avoir jamais vu une tuméfaction aussi prononcée des grandes lèvres.

Un grand nombre d'ulcérations et de croûtes recouvrent cette surface enflammée. Les ulcérations sont assez étendues et nombreuses (nous en avons compté dix) ; elles ont la direction du grand axe de la vulve, elles sont situées sur les deux faces des grandes lèvres, et une très profonde au-dessus du clitoris. Elles ont une forme irrégulière, oblongue, à bords de couleur rouge plus foncé que l'érythème qui les entoure. Ces bords ne sont ni saillants, ni décollés, le fond est de couleur jaune, avec par place de rares filets de sang. Ces ulcérations sont très superficielles pour la plupart. En dehors de celles des grandes lèvres, il en existe encore une très étendue à la racine de la cuisse gauche et présentant les mêmes caractères ; il en existe aussi d'autres très petites et recouvertes de croûtes, à la racine des cuisses et vers l'anus.

Les parties génitales ne semblent pas être très douloureuses à la pression.

Les grandes lèvres ont une consistance dure, et en les comprimant fortement on arrive à produire un godet. Leur tuméfaction est telle qu'en les écartant fortement on arrive à peine à entrevoir les petites lèvres ; l'écartement est plus facile dans la partie antérieure de la vulve où l'on peut voir le clitoris très tuméfié. Au fond de la vulve, on ne distingue qu'une rougeur intense, et du pus qui par place est noirâtre. Après nettoyage en comprimant fortement, avec l'index, le périnée, d'arrière en avant, on arrive à faire sourdre une gouttelette de pus du fond de la vulve.

L'examen microscopique de ce pus, fait par M. le professeur agrégé Vedel, par M. Moreau, interne au service, et par nous, nous a montré nettement la présence des gonocoques en abondance.

La petite malade a de la polakiurie, ce qui indiquerait que l'urètre est pris, et fait tous ses besoins dans le lit.

Au point de vue de l'étiologie, l'infirmière a pu faire dire par la petite malade que son frère lui a fait mal aux parties, Ce garçon de treize ans, atteint d'écoulement blennorragique, et ayant reçu une éducation qui laisse fort à désirer, il est très probable que des attouchements directs ont pu avoir lieu.

Le diagnostic de vulvo-vaginite blennorragique s'imposait, et, comme il n'y avait aucune douleur au-dessus du pubis, on pensa que le mal s'était localisé à la vulve et au vagin.

Comme traitement, on a prescrit un pansement humide, au moyen de compresses imbibées d'eau boriquée à 3 pour 100, laissées à demeure, et renouvelées plusieurs fois par vingt-quatre heures.

En même temps, repos complet au lit.

Le lendemain, on interposa entre les grandes lèvres, et d'autre part entre la vulve et la racine des cuisses, de la gaze salolée emprégnée de vaseline boriquée. On prescrit également des lavages au permanganate de potasse à 0,25 pour 1000, répétés deux fois par jour, et autant que possible à travers l'orifice vaginal.

Le 15 mai, la tuméfaction a beaucoup diminué; par contre, l'écoulement sent moins mauvais, mais il est beaucoup plus abondant.

Le 25, l'écoulement et la tuméfaction tendent à disparaître. Les ulcérations ont maintenant un aspect meilleur, leur fond est rouge et bourgeonne. On permet à la petite malade de se lever.

Le 5 juin, les ulcérations sont presque complètement cicatrisées; un écoulement très faible persiste encore. On continue à faire une injection par jour au permanganate. L'examen microscopique le plus patient ne nous a pas permis de retrouver des gonocoques.

Actuellement, la malade est guérie; on continue pourtant à lui faire son injection au permanganate.

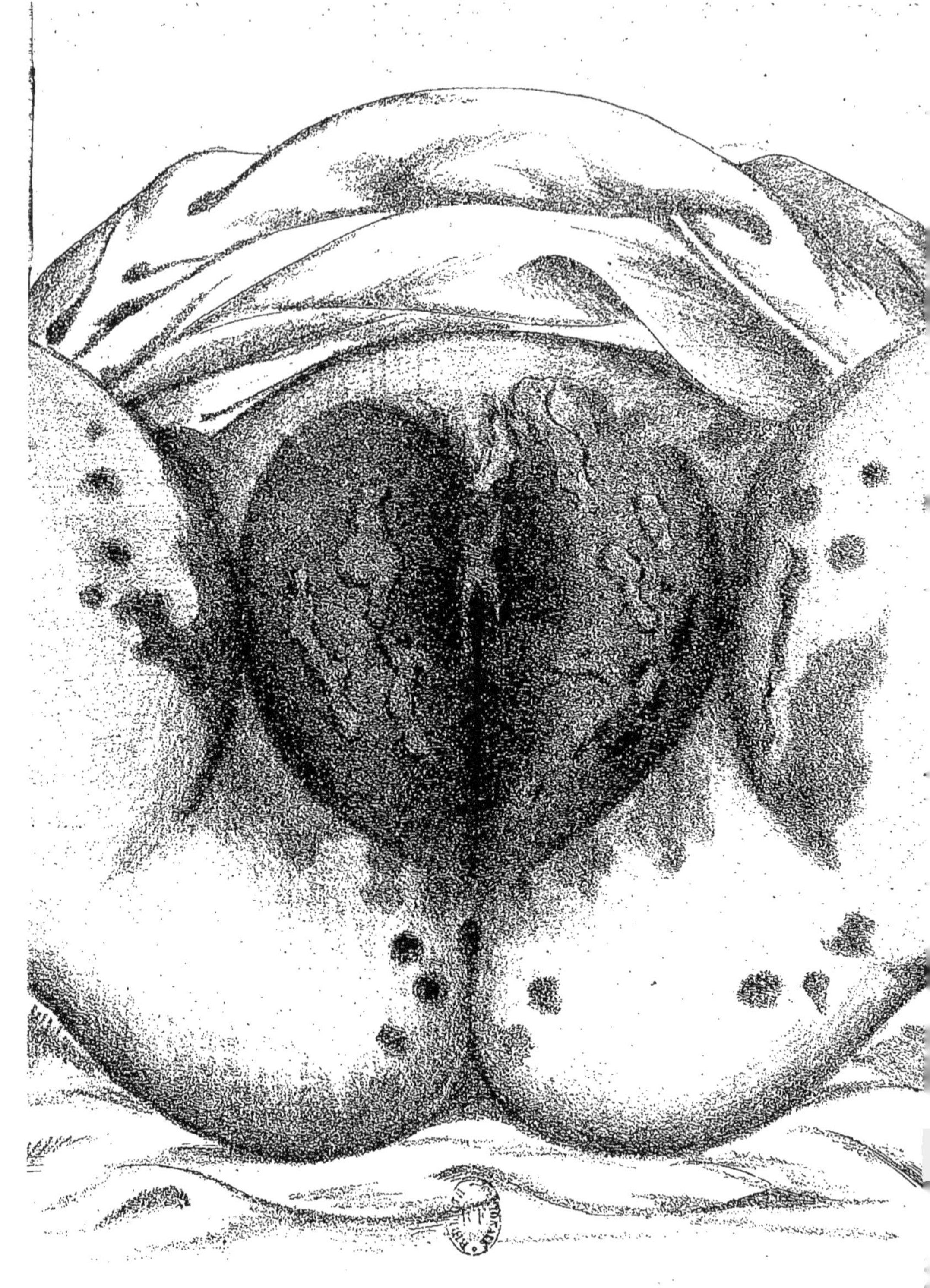

VULVO-VAGINITE BLENNORRHAGIQUE

Chez une petite fille de 4 ans

CHAPITRE VI

PRONOSTIC ET TRAITEMENT

Le pronostic de la vulvo-vaginite des petites filles dépend entièrement de ses complications. Très bénin dans les cas simples, il devient tout de suite très grave, lorsque des complications surviennent, et nous avons vu combien ces complications sont nombreuses et importantes.

Le pronostic dépend aussi du traitement. La plupart des complications péritonéales sont survenues, par l'absence de toute thérapeutique, les enfants continuaient à vaquer à leurs occupations et à leurs jeux.

Ce traitement est parfois très long, mais il doit être aussi tenace que l'est parfois la maladie elle-même. Il consiste en injections vaginales et lavages au permanganate de potasse à 0,25 ou 0,50 pour 1000. Il faut prendre grand soin de laver, d'abord, la vulve aussi complètement que possible; puis, à l'aide de l'index, de presser le périnée d'arrière en avant pour faire sortir le pus que le vagin peut contenir. C'est quelque chose d'analogue qu'on fait chez l'homme adulte quand on lui ordonne d'uriner avant de faire son injection. Une fois cette petite manœuvre faite, il faut introduire la canule à injection dans le vagin à travers l'orifice hyménéal et y faire passer un demi-litre à 1 litre de la solution au permanganate.

Il est bon de faire deux injections pareilles dans les vingt-quatre heures, tant que les phénomènes inflammatoires sont violents, et faire une seule injection quand la maladie touche à sa fin.

Cette injection doit être continuée une quinzaine de jours après la guérison complète.

Contre les ulcérations vulvaires non spécifiques, le meilleur traitement est l'application permanente de compresses de gaze salolée, imprégnée de vaseline boriquée. Dans notre cas, ce traitement nous a paru très efficace.

Pendant toute la phase de la maladie, on doit commander le repos au lit, jusqu'à une amélioration très sensible. La fillette pourra alors se lever du lit, mais pour rester assise. C'est ainsi qu'on évitera les rechutes que pourront causer la fatigue de l'enfant.

Ce traitement s'adresse surtout à la vulvo-vaginite blennorragique. Quant à la vulvo-vaginite simple saprophytique, le traitement par les injections de sublimé à 1 pour 3000 paraît préférable.

Pour faire ces injections, on doit se servir d'une douche d'Æsmarch, à laquelle on ajoute, selon la méthode déjà ancienne de M. le professeur Baumel, un embout en caontchouc durci, long de 8 centimètres, et dont l'extrémité effilée, longue de 4-5 centimètres, et ne dépassant pas le calibre d'une plume d'oie, est introduit facilement jusqu'au fond du vagin.

CHAPITRE VII

CONCLUSIONS

1° La vulvo-vaginite chez la jeune fille est une maladie fréquente.

2° Elle est d'origine gonococcique, catarrhale simple, ou traumatique.

3° La vulvo-vaginite gonococcique est de beaucoup la plus fréquente. Dans l'immense majorité des cas, elle reconnaît à son origine une contagion indirecte. La contagion directe est rare.

4° Nous avançons (mais ceci n'est qu'une impression personnelle), que la vulvo-vaginite gonococcique, à contagion directe (viol, attouchements répétés), présente des phénomènes inflammatoires beaucoup plus violents que la vulvo-vaginite gonococcique à contagion indirecte. En effet, dans le premier cas, aux phénomènes propres de l'inflammation spécifique s'ajoutent ceux de la vulvo-vaginite traumatique.

5° La vulvo-vaginite, chez la jeune fille, est une maladie bénigne ; elle ne devient grave que lorsque des complications surgissent. Ces complications sont nombreuses et assez fréquentes. Certaines d'entre elles peuvent être mortelles.

6° L'étude des lésions traumatiques et des ulcérations qu'on peut rencontrer sur la vulve, dans les cas de vulvo-vaginite, est très importante au point de vue du diagnostic médico-légal.

7° Les injections thérapeutiques dans le traitement de la vulvo-vaginite chez la jeune fille doivent être intra-vaginales. On doit se servir, dans ce but, de la canule effilée à l'une de ses extrémités, que M. le professeur Baumel a fait construire dans ce but.

BIBLIOGRAPHIE

AMICIS (DE). — Rivista clinica et therapeutica, mars 1884.

ANDRIEU. — Thèse de Montpellier, 1899.

ATKINSON. — American Jour. v., 150, n° 1.

AUBERT. — Gonorchea insontium. Lyon médical, 1884.— Etiologie des vulvites chez les petites filles. Lyon médical, 16 août 1888.

BABINSKI. — Fall von peritonitis bei vulvo-vaginitis. Berl. Med. Ges., 11 mars 1896.

BAUMEL. — Leçons cliniques sur les maladies des enfants.

BECLÈRE. — Rhum. blennorh. de l'enfance. Soc. méd. des Hôp., 27 octobre 1893.

BLUMENTHAL. — Vulvo-vaginitis and children. New-York, Acad. of med., 1866.

BUMM. — Archiv. für Gynæk, 1884. t. XXIII, p. 327.

BROCA. — Le prolapsus de l'urètre chez la petite fille.

BOSC. — Le gonocoque. Thèse de Montpellier 1893.

CAHEN-BRACH. — Die urogenietal blennorrha der Kleinen Mädchen.

CHARRIER. — Péritonite blennor. chez la femme. Th. de Paris, 1892.

CHIASSO et ISNARDI. — Giornaio della R. Acad. di med. di Torino, février 1894.

COMBY. — Bulletin et Mémoire de la Soc. méd. des hôp. de Paris, 17 juillet 1891, et n° 32, p. 719, 1896.

DESTOUNIS. — Th. de Paris, 1898 (Arthrite blennor. chez l'enfant).

DUSCH. — Deutsche med. Woch., 1888, n° 41, p. 351.

EBSTEIN. — Traité des maladies de l'enfance, par Grancher, Comby et Marfan, 1898, t. III.

FAILLE. — Thèse de Paris, 1880.

FAITOUT. — Des uréthrites non gonococciques. Gaz. des hôp., 25 juin 1896.

FRAENKEL (E.). — Virchow's Archiv. f. path. anat., 1885, p. 251.

FRAENKEL et AUBERT. — Lyon méd., 26 octobre 1884, et 16 août 1891.

FICHER. — Deutsche med. Woch., 1895, n° 51.

GRAUCHER. — Péritonite idiopathique suppurée chez l'enfant, 1894.

GRIFFON. — Arth. suppurée à gonocoques chez un nouveau-né. Pr. med., 9 février 1896.

HUBERT. — Transaction of the american med. Society, v. 1, 1890.

HAUSHALTER. — Rhum. blennor. chez un nouveau-né. Congrès français de méd., août 1895.

KOPLIK. — New-York med. Journal, 21 janvier 1890.

LABORDE. — Thèse de Paris, 1896.

LINDSAY STEVEN. — The Lancet, 30 mai 1891.

LOP. — Gazette des hôp., 1892.

LOWEN. — Hygica, 1886, B. ILVIII, n° 10.

MARFAN. — Revue mensuelle des mal. de l'enf., 1897. Etude sur la vulvo-vag. infantile.

MARTIN. — Th. de Paris, 1894. Péritonites consécutives aux vulvo-vaginites.

MARX. — Salpingo-ovarites à la suite des vulvo-vag. inf. Revue de th. méd.-chir., 1er mai 1895.

MARTINEAU. — De la vulvite. Tr. méd., 1880.

MONCORVO. — Rhum. gonorh. chez les enfants. La méd. infantile, 15 juillet 1894.

MORAX. — Ophtalmie purulente consécutive à la vulvo-vag. inf. Progrès méd., 1895.

OLLIVIER. — Bull. Acad. méd., 1885, 23 octobre. — Méd. mod., 1891, p. 485, vol. II.

POTT DE HALLE. — Zur Etiol. der vulvo-vag. des Kindesalters. Jahrb., f. Kind., 1883.

PUECH et AMTLER. — Prolapsus de l'urèthre chez une petite fille. Montp. méd., n° 48, t. VII.

RAYER. — Inflammation virulente de la muqueuse des org. gén. chez les enfants, 1821.

RICHARDIÈRE. — Soc. des hôp., 20 octobre 1893.

RILLIET et BARTHEZ. — Mal. des enfants., t. II, p. 130, 1853.

ROUA. — Arch, f. Derm. und. Typh., 1893.

ROUSSEAU. — Thèse de Bordeaux, 1898.

SÉE (Marcel). — Thèse de Paris, 1896.

SARRAZIN. — Revue mens. des mal. de l enf., mai 1884.

SUCHARD. — Revue méd. Suisse romande, novembre 1889.

SEIFERT. — Ein Beitrag. Iahrb. f. Kind., 1896.

SOUPPLET. — La Blen., maladie générale. Th. de Paris, 1893.

TOURDES. — Art. viol. du Dictionnaire encyclopédique des sciences méd.

VANUXEM. — Th. de Paris, 1895.

VEILL et BARJON. — Congrès de méd., int. de Lyon, 1894.

VIGNAUDON. — Thèse de Paris, 1893.

VOGEL. — Trait. des maladies de l'enfant, t. III.

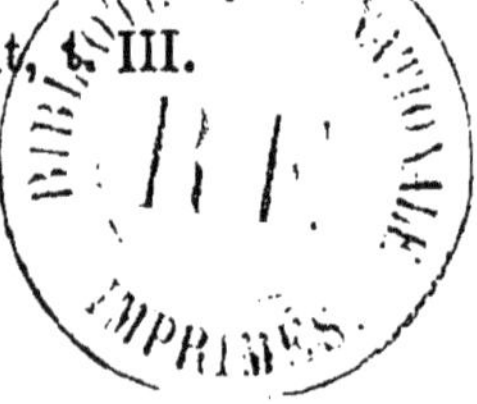

www.ingramcontent.com/pod-product-compliance
Ingram Content Group UK Ltd.
Pitfield, Milton Keynes, MK11 3LW, UK
UKHW021006200726
13857UKWH00004B/1296